重訓前的肌肉常識

費雪曼式高效能核心，寫給健身小白的第一本運動筆記

費雪曼 Fisherman 著
李瑷祺 譯

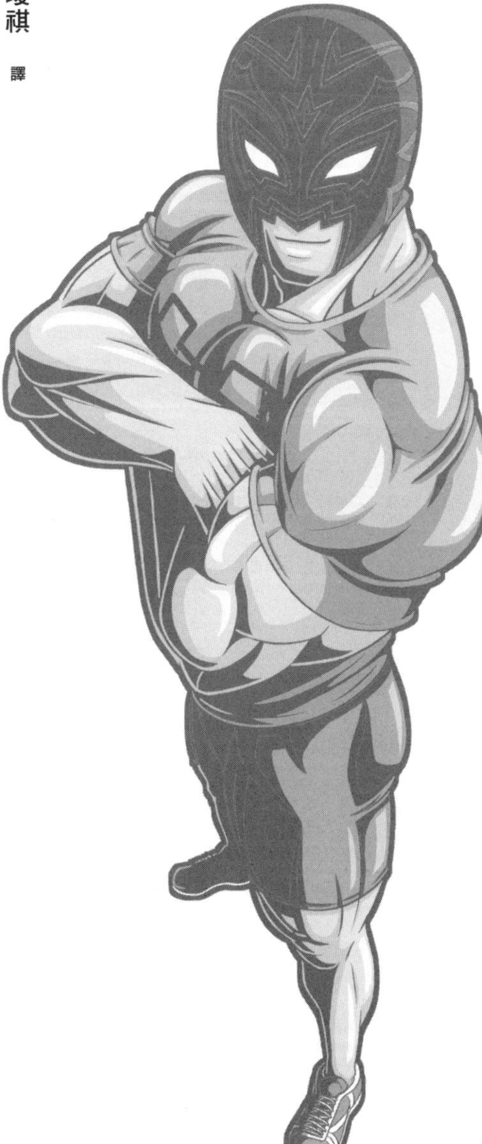

一起來提高「台灣肌肉總量」吧！

還記得，剛接觸健身時能蒐集到的資源很少，在健身房或戶外訓練的動作大多得靠自己摸索嘗試，也因此受了不少大大小小的傷，而只要一受傷不只心情受影響，訓練週期也會延宕。因此，現在教學員時，一開始會特別著重在動作姿勢及訓練心態。而此書作者在影響訓練成果的要素裡，使用金字塔的方式闡明「持之以恆」的重要性，唯有滿足「樂在其中」及「預防運動傷害」這個兩條件才能使訓練能夠長長久久。

文中費雪曼作者提到的「熱量盈餘法則」觀念對飲食控制還不太了解，以及太瘦一直想增肌增重者或是想消除脂肪者，會有很大的幫助。最後的章節中提到身心狀態裡關於「睡眠」「冥想」「提高內在動機」等看似未直接與健身產生連結的主題，實質上做得好會帶來可觀的成果效益。

此書能提供剛接觸重訓的新手們良好的觀念，對中高階健身者而言，遇到瓶頸時不妨回頭看看，是不是漏掉了什麼基礎觀念，幫助自己更上一層，少走冤枉路的同時意味著省時省錢！

最後，讓我們一起以提高「台灣肌肉總量」為目標吧！希望大家都有個充滿自信、健康身心的體魄。

——國際健身超模男神　洪翊展

建立專屬於個人的健身人生

這是一本聰明又實用的書，教你在健身的前期、中期，如何少走一些彎路，建立更好的基礎知識。

本書不僅僅是教戰手冊，作者深入分析，不是告訴你「死硬的動作介紹」「正面心靈雞湯」等老生常談，而是聚焦在結合科學理論與實際操作，探討成功背後的祕訣，並用簡單易懂的方式呈現。只要讀了，不管是健身兩、三年的訓練者或是還未踏入健身房的小白，透過本書能建立專屬於你個人的健身人生。

——**健身品牌經理人　李旭倫**

高效率的訓練品質在於了解基本知識

擁有肌肉的好處愈來愈多人了解，也愈來愈多人在追求。

訓練肌肉其實是一門科學，擁有正確的知識，就能夠讓我們更快速地擁有我們想要的肌肉。在日新月異訓練肌肉的知識當中，現在也漸漸成為常識。而在重訓開始前了解這樣的知識相當重要，開始想要健身運動的朋友能夠減少走冤枉路。

本書可以讓你找出重訓的意義，讓你有更高效率的訓練品質，雖然說是相當簡單的理論，不過卻是我們非常需要的基礎。

除了訓練以外也包含了飲食以及身心狀態的調整，還有作者本身讓理論實際應用在自己身上，在極短的時間就達到最大的肌肉增加量，相信細讀本書一定會有所收穫。

——**營養師／健身教練雙證照 黃君聖Sunny**

錯誤的健身方法，容易傷害自己

為什麼人需要重量訓練，在我擔任健身教練的時日中，常要替學生解疑釋惑。大部分的人來健身的目的，都是要看起來更壯、更瘦、更有型，較少人注意到做重量訓練最根本的好處，長肌肉帶來的好處，除了體態外，肌肉能幫助骨頭支撐身體、抗老化、增加新陳代謝、預防特定動作傷害。所以即使做重量訓練沒有練出完美身型，也應該持續進行，因為最純粹的目的是要讓自己擁有更健康的生活、更健康的身體。

年輕一輩已經逐漸意識重量訓練的好處，但我看過很多年長者認為自己走路、甩手、打球、爬山、游泳就已經有足夠的運動，不需要再額外重量訓練。其實年齡大的人更要操作重量訓練，因為人體每年會流失百分之一的肌肉，年齡愈長流失愈快，不是普通動動身子就能減緩流失速度，當然不需想成像阿諾一般狂操苦練，只需要使用適當重量，進行緩和的訓練，就足夠得益良多。

為了要練出肌肉，也需要相當的知識作為要領。國外有句話：「No brain no gain」，也就是完成一件事之前，必須要做功課，重量訓練也是，不是只有去健身房舉舉啞鈴就結束了，健身方法與動作技巧是在訓練中的重大課題，錯誤的方法和技巧好比一台破舊的車子往錯誤方向且猛踩油門。不但永遠到不了目的地，還容易傷害自己。

最重要的還是持之以恆，長肌肉的過程像留頭髮一樣，一點一滴慢慢累積，然後突然會發現，其實自己不管在什麼年紀還是會長肌肉的，只需要時間耕耘，維持規律作息。

有很多人擔心：萬一哪天不練了，肌肉會不會消失？

我的回答是：只要你長了肌肉，就不會想讓它消失。

——**知名健身教練 Troy**

身體是這麼地神奇

「訓練沒有捷徑，只有一步一步地耕耘。」

時間會證明一切，以上是我在健身產業的座右銘。

我是健身教練Brad布萊德，這一本書我推薦的原因，除了可以幫助新手建立好正確的觀念，減少走錯路的時間，老手也可以利用些時間，進修複習，甚至提升自我價值。

這本書讓你簡單了解到健身的基本概念，值得擁有一本，你會發現原來身體是這麼地神奇。

——**健身教練 Brad布萊德**

參考文獻與資料

Mark Rippetoe《Practical Programming for Strength Training》

Matthew Walker PhD《Why We Sleep: Unlocking the Power of Sleep and Dreams》

Chris Aceto《Championship Bodybuilding: Chris Aceto's Instruction Book for Bodybuilding》

卡蘿・杜維克（Carol Dweck）著／今西康子譯《The New Psychology of Success》（日文版，草思社）

美國國家醫學圖書館（The United States National Library of Medicine）https://www.ncbi.nlm.nih.gov/

美國國家科學院（United States National Academy of Sciences）https://www.pnas.org/

美國睡眠醫學學會（American Academy of Sleep Medicine）https://aasm.org/

美國食品藥物管理局（U.S. Food and Drug Administration）https://www.fda.gov

前言

關於「重訓」，你是否抱持以下想法：

- 透過破壞肌纖維，使肌肉成長。
- 想要增加肌肉，就得迫使自己練到非常吃力。
- 重訓能將脂肪轉換成肌肉，造就壯碩的體型。
- 初學者要從機械訓練開始，自由重量訓練（free weights exercises）是給高階者練的。
- 要練成精壯型肌肉男，和練成岩石型肌肉男，需要的是截然不同的重訓方式。
- 想要增加肌肉，就得徹底控制飲食。

這些應該是坊間對於重訓的普遍認識，但你若是問我，我會說這些觀念都缺乏科學根據

證據，稱不上正確。

這幾年，在電視節目與網紅的影響下，日本也掀起了一股前所未有的重訓熱潮。坊間出現愈來愈多擁有機械式重訓器材的健身房，也有愈來愈多人在家徒手或利用啞鈴等器材進行重訓。

你一開始可能會想說：「重訓不是只要反覆不斷將啞鈴舉起、放下就行了？」遺憾的是，**若是缺乏基礎知識，又帶著偏差觀念，即使你拚命練重訓，恐怕也很難看到成效。**錯誤的知識一定要盡快糾正。

另外，你是否回答得出以下幾個關於重訓的問題？

- 該做哪些訓練項目？
- 該重複做幾組？
- 訓練的頻率是一週幾次？
- 人體增肌的機制為何？
- 你需要什麼來讓肌肉持續增加？
- 你需要攝取多少熱量來讓肌肉增加？

・除了訓練和飲食，還有哪些因素會對增肌產生重大影響？

你可能會想：「突然問這些，一時之間我哪回答得出來啊。」但這些都是最基本的知識，先搞清楚這些問題，才開始練重訓的人，和沒搞清楚就一股腦地開始練重訓的人，兩者得到的結果天差地別。

雕塑體型這麼容易的話，就不會有那麼多私人教練在健身房裡工作了。如果要透過自己的力量來改變身體，就不能帶著空白的知識前往健身房。正因如此，才會有大批的高階重訓者異口同聲地說「重訓知識很重要」「沒有頭腦是練不成重訓的」。

換言之，若想要在最短的時間內看到成果，就必須具備「重訓前的肌肉知識」。在第一章中，筆者將解說下列「肌肉知識」如下：

・重訓有「初學者紅利」。
・重訓與年齡無關。
・重訓才是最強的抗老術。
・練出來的肌肉，一輩子的財產。

・初學者切勿模仿高階者。
・跟著「套路」練是最短捷徑。
・沒有比「持之以恆」更重要的理論。
・飲食、睡眠、抒壓也同等重要。

第一章會介紹這些「知識」背後的理論和證據，不妨先挑自己有興趣的項目閱讀。

不能光練，要先了解肌肉知識再練

不知道作者是誰，讀者可能會提不起勁閱讀此書，因此這裡請容我做個自我介紹。我叫「費雪曼」，是一名重訓指導者，為提高日本的國內肌肉總量（GDM，Gross Domestic Muscle），而在網路上分享傳播正確的重訓知識。

二〇一二年末，還在國立大學攻讀運動科學的我，就開始在推特上分享相關資訊，目前跟隨者人數合計超過十三萬人。在日本的重訓類別的推主中，我的跟隨者人數已達到頂尖等級。這七年來，我以初學到中階程度的人為對象，盡力普及兼具理論性和實踐性的重訓方法，這段時間我的跟隨者的肌肉也在持續增加。

起初，我只是將大學課堂中聽到關於重訓的知識，用更簡單易懂的方式轉述，由於我們的老師都是日本代表性的運動科學研究者，像是奧運的教練或裁判等，因此我分享的內容當然是日本最先進的內容，於是跟隨者數便有了爆炸性的成長。在那之後，我自己也開始學習正統的重訓方法，閱讀健身發源地的英語圈國家的書籍，吸收相關知識。

因為我不但匿名不透露身分，又戴著摔角風的面罩，可能會讓人覺得我是個不正經的人，但這麼做只是為了受到更多關注，我是個正正當當的人，我所分享的內容也是千真萬確。

順便分享一下「費雪曼」這個名字的由來。費雪曼是音譯自單字有漁夫之意的Fisherman。我的祖先以捕魚為業，加上討海人容易使人聯想到重訓，所以就用這個因緣匪淺的詞為自己命名。

其實，直到三年前，我都只是個普通身材的瘦皮猴。我是在推特跟隨者人數抵達十萬人後，才開始練重訓的。

這樣的我，僅僅兩年半就成功獲得了如照片中的肌肉盔甲（身高一七三公分，體重八十三公斤，體脂肪率百分之十三，FFMI值24）。先澄清一下，我完全沒有使用肌肥大的藥

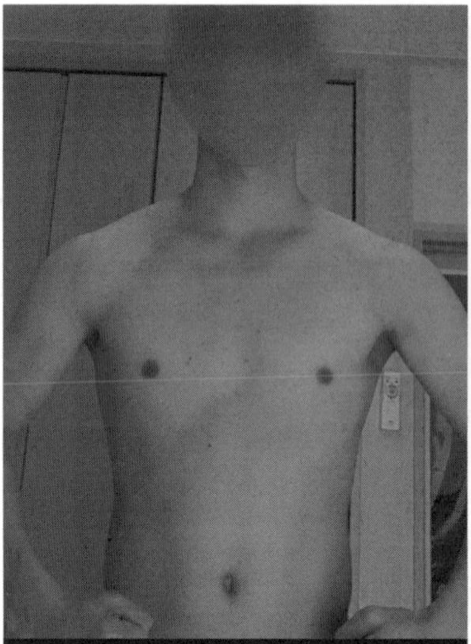
重訓前

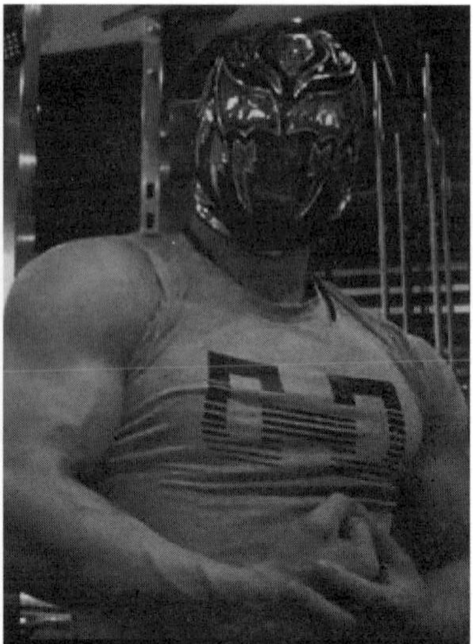
2年半後

物。

光看肌肉量，這已經能媲美日本頂尖級的健體（相較於健美比賽對肌肉量的追求，更重視肌肉勻稱度、對稱性的比賽）選手了。雖然並非所有人都想擁有這種肌肉身材，不過一般要把肌肉練到這種程度，至少需要超過四到五年的時間。在短短兩年中成就如此變化的普通人，恐怕提著燈籠也找不到。

重點在於，在開始重訓之前，還只是普通體型的我，能在短時間裡成功造就如此戲劇性的轉變。而且，老實說我只用了六至七成的努力在重訓上。我並非天生就有著容易增肌的體質，個性上也缺乏毅力、不擅長持之以恆。我是每天頂著社會人士的壓力，一邊從早工作到晚，一邊進行重訓的。

我為何能在短時間內造就如此變化？**答案正是「我事前對雕塑肌肉的方法有了深入了解後，才開始練重訓」**。換言之，善用此書，你也能像我一樣以最短的時間，達到最大的肌肉增加量（但不一定要增加到像我這樣）。

重訓說穿了，就是一門科學而已。因此，即使拚命地訓練，一旦方法錯誤，就很難練出成果。因此，實際上有不少人，雖然為了練出壯碩的肌肉，認真而持續地做了三到五年的重訓，卻不見成效。問題並非他們不夠努力或體質不健全，而是單純地用錯方法而已。你若想要重訓有成，就必須投注心力於學習適宜的方法。

「超級增肌術」從基礎知識開始

能幫助我們成功增肌的要素，其實不多。因此，若非高階者，其實可以暫時忽略那些無關成效的細枝末節，專攻能使訓練見效的重點即可。

換言之，學習重訓的方法時，真正重要的是了解**「什麼才是能帶來效果的重點」**，**而非「什麼是對的」**。只要理解了這一點，增肌的難易度就會大幅降低，因為你將會明確知道要把努力的重心放在哪裡。

然而，對初學者而言，要分辨「什麼是重點」十分困難。一般人拚死拚活地練重訓，練了三到四年之後，才會透過經驗明白重點在哪。不過，你可以利用這本書事先知道那些重點。你不覺得這才是最強的增肌術嗎？

本書會盡量統整資訊，將主旨放在重訓的成果「會受到哪些事物影響」，並設計出一套任何人都能立刻開始實踐的「超級增肌術」，以傳授具體的做法。

本書會說明增肌的理論與實踐方式，各章節的內容如下：

第一章是**介紹重訓的內在動機的提升，以及重訓的整體概念**。筆者將會說明我們為什麼要練重訓，解開關於重訓的迷思，並培養讀者的價值觀，進而讓讀者輕鬆理解重訓的理論。從科學角度，闡述有哪些因素會影響增肌，並從大方向說明打造肌肉的藍圖。

第二章是**向下深掘重訓理論中的訓練理論**。說明在訓練上，有哪些要素會直接影響到肌肉的生成，並解釋該以什麼頻率訓練、做哪些訓練，以及如何訓練。

第三章**將具體性地介紹建構肌肉的訓練課程**。內容分成自由重量訓練為主、機械重量訓練為主，以及居家訓練的三種訓練模式，無論你是採何種模式，都能透過本章知道自己該如何訓練。

第四章是**解說增肌不可或缺的飲食理論**。除了具體的飲食外，也會介紹幫助身體長肌肉的飲食方法。

第五章是**整理歸納出與重訓同等重要的身心狀態調適**。壓力與睡眠深深影響到能否持續增肌。本章將解說在這些方面上，有哪些具體技巧。

再者，讀者無須等到完全理解消化本書的內容後，才開始實踐。愈是認真老實的人，愈容易掉入完美主義的陷阱，這點必須特別留意。請放鬆心情，第一步是自行挑選書中的部分內容，在自己的能力範圍內，實踐必須做的事。

用學習英語來比喻，這就像是先從基礎的ＡＢＣ字母寫法開始學起，並以考過日本英檢三級（日常會話程度）為目標。本書所介紹的增肌方法，全人類皆適用，因此只要是對自己現在的體型不滿意的人，就值得一讀。

增肌能讓你持續發揮出最佳表現，無論在人生或工作上，增肌都是你的「武器」。那麼，就讓我們一起開始增肌吧。

費雪曼

第2章

費雪曼式訓練理論

3 能以最快速度展現成果的十五項重訓理論

第3章 費雪曼式的重訓菜單

第4章

費雪曼式肌肉飲食理論

第5章 費雪曼式身心狀態理論

插圖／肌肉插畫家Kamata
圖表製作／宮嶋章文（朝日新聞Media Production）

第1章

重訓前的肌肉知識

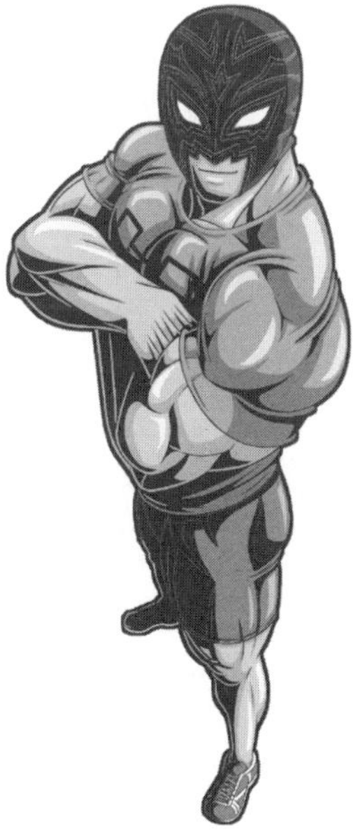

1

提升內在動機，找出「從事重訓的意義」

第一步要從徹底提升從事重訓的內在動機開始做起。雖然你正在翻閱這本書，但你也有可能還提不起勁來從事重訓。

事實上，初學者無法踏出正式做重訓的第一步，或無法持續下去的原因，並非太忙或太麻煩。**最根本性的原因是，雖然有想練重訓的心情，但在心底深處又感受不到「練重訓的必要性」**。一個人如果理解到一件事的必要性時，就算再怎麼討厭也會去做。

再者，如果受到了媒體和社群網站的影響，對重訓產生了誤解，進而心生抵抗感的話，這種抵抗感也會讓你在還未開始練重訓之前，就疑神疑鬼地想說：「我持續得下去嗎？」「真的能看到成效嗎？」因此，就讓我們先從化解迷思並提高從事重訓的內在動機開始做起。

本章主要會分成三個部分，介紹「重訓前的十三項肌肉知識」。一開始，筆者會解說

「重訓很簡單」「初學者更具有優勢」「無關年齡」「重訓能為健康與人生帶來的好處」等觀念，根本性地提升從事重訓的內在動機。

到了中段，筆者會導正你對重訓的「偏見」和「誤解」；後半段起，筆者將會進入到理論性的論述，闡明增肌的整體概念。每一項知識，筆者都會援引科學數據說明，讓你能在閱讀中感到說服力。

肌肉知識1

初學者從事重訓既簡單又具有絕對優勢

首先筆者想要說的是「重訓對初學者來說，既單純又簡單」。身為初學者的你，可能會以為重訓是一項「嚴格、困難又費力的活動」。重訓對高階者而言確實如此，但對初學者來說，卻是截然不同的。

即使你想練出一身壯碩的肌肉，只要你把初學者該做的重訓，想成是健美大賽參賽者所做的魔鬼訓練（維持高度的鬥志與毅力，一週上健身房五到六次，露出猙獰的表情，把肌肉操到極限，藉此破壞肌纖維，並且徹底控制飲食）的話，大多數的人應該會對重訓產生強烈的抵抗感吧。所以，這種觀念一定要及早糾正。

初學者的重訓是更單純而簡單的。既無須一週上健身房五、六次，也沒有必要透過嚴格訓練破壞肌纖維，或把自己操到極限。飲食方面也只需要做到基本的控制就夠了。對初學者來說，**將一般印象中的努力程度，發揮到百分之五十，才是效果最佳的重訓方法**。事實上，從事重訓並非拚命將自己操到極限，以破壞肌纖維，就能得到好的結果。

突然聽到這些不同於自己所知的重訓觀念，或許會讓你一時難以接受，但這單純只是根據科學事實所做出的論述。科學性的背書請容我稍後說明，這裡你只要先記住一件事就夠了——初學者的重訓是「掌握要點即可，其餘的事不必理會」。

重訓有「初學者紅利」

或許你聽了會感到意外，其實重訓是「初學者比高階者更具優勢」。肌肉增長的速度，在初學者身上大幅快過高階者。這不是為了提高你的內在動機而瞎掰的，筆者只在敘述一項科學性的事實而已。

英文有「Beginner's Luck」（新手的好運氣）的說法，重訓正是如此。**初學者只要掌握住要點，就能如同成長期的孩童，快速增加肌肉**。也就是重訓中所謂的「初學者紅利」。至於高階者，他們即使用盡各種技巧，反覆嘗試錯誤，露出猙獰的表情拚命鍛鍊，也只能如同已發育成熟的成人般，緩慢地增加肌肉。

初學這段時期，就像是電玩裡的送分關，肌肉可以一口氣快速增長，真的是一段無比開心的時光。你會發現自己身體的變化，超出了原本的想像。只要你做的是「適宜的重訓」，你就能在每次照鏡子時，都發現自己的身體在不斷改變。身體和外貌都會愈變愈年輕、愈變愈健康，成果是看得到的。當身體不斷改變時，你自然也會在重訓上找到成就與快樂。

雖然每個人有所差異，不過，據說初學者第一年就能增加大約十公斤（女性大約五公斤）的肌肉量。光看數字，可能有很多人難以想像，肌肉不要說增加十公斤了，光是增加兩公斤，外貌上就會出現顯著不同。

只要增加四到五公斤，外表就會判若兩人，久違的朋友或公司的同事見到，應該都會十分驚訝。換言之，只要持續做正確的重訓半年，就能讓外表煥然一新。屆時，你一定會擁有超過同世代平均值的肌肉量，呈現出年輕的體態。

相對地，成為高階者後，一年能增加一公斤就很了不起了，而且這還是持續進行徹底的飲食控制，並嚴格執行高難度訓練，才能得到的結果。初學者的肌肉增長速度是中階者的五倍以上、高階者的十倍以上。重訓對初學者是最有利的。

換言之，**就算你現在的體型是骨瘦如柴、是肥胖體型，或是代謝症候群，只要重訓練個半年就能判若兩人，練一到兩年就能擁有人人稱羨的結實身材**。人一旦靠著自身努力，從辦不到變成辦得到，或透過平日努力獲得某項成就，就會因此得到無比的自信。這就是為什麼重訓能大大提升我們的自我肯定感。

筆者原本也是屬於瘦子身材，實踐了本書整理出的重訓方法一年後，就增加了大約七公斤的肌肉，整個人變得截然不同，而這項成就也為我帶來了莫大的自信。有些人會說「重訓是人人平等的」「肌肉不會背叛人」，從科學的角度來看，也確實如此。希望你也能帶著自信從事重訓。

全球研究者計算出的肌肉增加量

這裡筆者要介紹的是，如果一個人實踐了適宜的重訓，那麼他的肌肉量會如何增加。全球知名的健身訓練研究者們所提出的科學性數值，可以作為我們的參考。只不過，這裡介紹的數值是在實踐「適宜的重訓」的情況下，平均增加的幅度，要先提醒的是，年齡、起跑點的肌肉量、運動經驗、遺傳上的素質等等因素，都會產生影響而導致個人差異。你有可能大於或小於這些數值。此外，圖表介紹的是男性的數值，女性的數值約為其百分之五十。

即使已經上健身房兩到三年，只要實踐的不是適宜的重訓，那麼肌肉的增加速度也有可能像初學者一樣。此外，人體七成的肌肉量都集中於下半身，因此若是積極鍛鍊腿部肌肉，就能提高肌肉的增加量。

順帶一提，以筆者為例，我第一年增加的幅度只有到七公斤，但這是因為原本我下半身的肌肉量就較多，所以我主要進行的是，增加上半身肌肉量的重訓。

肌肉增加量的參考數值（LYLE MCDONALD模式）

重訓資歷	1個月	1年
第1年	0.7～0.9kg	9～11.3kg
第2年	0.5kg	4.5～5.4kg
第3年	0.2kg	2.3～2.7kg
第4年	－	0.9～1.4kg

表格中的這些數值，並非初學者和高階者在實踐同樣的重訓下所得到的結果，高階者的數字，是他們進行了遠比初學者嚴格而複雜的訓練菜單所得到的。關於這些後面還會再詳加說明。

容我再重複一次，初學者具有可輕易增加肌肉的「初學者紅利」，因此，只要掌握住重訓的基礎與要點並加以實踐即可，不必尋求特別的方法，或多做額外的事。這對初學者來說十分重要。

肌肉知識2

重訓無關年齡。幾歲開始都不嫌晚

讀者之中，或許也有些人是覺得自己老大不小了，而對改造身體呈半放棄狀態。身體機能確實會隨著年齡增長而衰退，睪固酮值、肺活量、復原力等等都會下降，相關例子不勝枚舉。

比方說，睪固酮可說是左右肌肉的復原與合成最重要的激素，但年過三十後，睪固酮值就會以一年百分之一的速度逐漸下降。此外，因為腦功能產生轉變，三十歲以後要習得新事物，也會需要花更多時間。年齡大會對學習重訓帶來不利因素，是不爭的事實。

然而，如果你因為身體的退化，而放棄重訓的話，筆者在此建議你立刻改變你的想法。

東京大學的石井直方教授，曾以平均年齡為七十歲的高齡者為對象進行研究。該研究指出，一週進行三次簡單的訓練，持續三個月後，受試者的肌肉量約增加了百分之十，肌力則提升了百分之十五。**因為科學已證實，年齡大只會讓增肌的困難度增加一點點，「無論幾歲肌肉都會增加」。**

除此之外，還有美國的研究報告指出，連平均九十六歲的高齡者，都能因重訓而得到肌肥大、肌力提升的效果。如果重訓在近百歲的高齡者身上，都看得見成效，那麼四十幾歲就更不用說了，我認為，就連五十到六十幾歲的人來練重訓，都算是十分年輕。

實際上，在我的社群網站的跟隨者中，五、六十歲才開始練重訓，並得到理想體態的，大有人在。還有人是年近四十才開始練重訓，身材卻練到比我還魁梧。只要上健身房，就一定能看到（看起來像）六、七十歲卻肌肉壯碩的人，正在將重訓當成終生志業實踐。

放眼世界各地，有人是六十歲前不曾接觸重訓，六十歲後才開始把健美運動當成興趣；

還有人是上了八十歲，卻能輕而易舉地進行一百公斤的仰臥推舉。事實上，有許多上了年紀的人投入重訓，進而獲得超越年輕人的體能，只是這些人的存在，比較不為大眾所知。無論什麼時候開始練重訓，都不嫌晚。每當我看到他們，都會深深感受到，在重訓的路上，「我可以」的想法，比年齡或能力都來得重要。

肌肉知識 3

重訓才是最強抗老術

雖然前面說過「重訓的效果會隨著年齡增長而降低」，但改善伴隨年齡增長而來的退化，也可說是從事重訓的目的之一。

練重訓，為的不只是外表而已。重訓還能提升身體功能、為健康帶來好處。看看那些把重訓當成終生志業的人，就能明顯發現，不是只有外貌而已，他們還擁有健康的心理和生理，一看就比同世代的人年輕許多。

在科學上，重訓的抗老效果也是不爭的事實。比方說，在男性的健康維持上，最重要的激素是睪固酮，而定期的訓練能提升睪固酮值。睪固酮值的提升，是變年輕的重要因素。**在生理上，睪固酮不僅有製造肌肉、骨骼，以及減少體脂肪的效果，在心理上也有重大的影響。**

正如前述，年過三十後，睪固酮值就會開始下降；到了四十歲以上，有些人就會開始出現男性更年期（遲發型性腺功能低下症：Late-Onset Hypogonadism）的症狀，包括憂鬱傾向、肌肉減少、代謝症候群等等。醫療機構對於男性更年期症狀嚴重的患者，一般會以注射雄性激素（睪固酮替代療法：Testosterone Replacement Therapy）作為治療方式。

順天堂大學研究所醫學研究科的堀江重郎教授指出，睪固酮值愈高的人，冒險心、挑戰心、競爭心也愈高。也就是說，睪固酮值愈高的人，愈有活力。曾有一項研究對倫敦金融交易員的睪固酮值進行調查，結果發現睪固酮值愈高的人，一天的利潤愈高，相對地，損失額也愈高。換言之，睪固酮值愈高，愈能夠承擔風險，迎向挑戰。

此外，睪固酮值較高的人，不但社交能力和公益精神也較高，且不容易撒謊，能對他人公平待之。同時，「鈍感力」也會提高，進而遠離焦慮。世界各國領袖和經營者，之所以爭相實踐重訓，或許是因為，當一個人不單為了生理上的健康，同時也追求心理層面的提升時，就會自然而然地走上重訓這條路。

練重訓的人身體特別年輕，並非全是睪固酮帶來的效果，訓練過程所產生的生長激素也是一大因素。成長激素具有改善皮膚光澤，以及促使肌肉結實、骨骼健壯的效果，重訓的抗老效果已受到許多研究證實。

身體比同世代年輕、健康，能帶給一個人莫大的自信。當這種良性循環持續發生時，即使是中年人，也能像年輕人一樣活力充沛。

並不是說擁有年輕的身體就代表一切，只不過，長保健康青春的人，一定更能享受人生。在我二十多歲的朋友身上，已能看出與實際年齡正負五歲左右的差距。若是超過四十歲以後，說不定差距會進一步擴大到正負十歲左右吧。

觀察社會上的人，你一定也有這樣的感覺：有些人到了五十幾歲，看起來還像三十幾歲；反之，也有人是三十幾歲，看起來卻像五十幾歲。實際年齡只是一個數字，真正的身體年齡是會隨著平日的習慣而產生不同。

以抗老化為目的的服務和商品，琳瑯滿目，但我覺得，CP值最高的方法就屬重訓了。或許你也是察覺到了此事，才拿起這本書的。在這世上，只要是察覺到重訓效果的人，都會將重訓變成自己生活的一部分。

不僅如此，當我們年紀愈長，代謝只會變得愈來愈慢，身體也愈來愈容易發胖，相對地，運動的機會卻愈來愈少。因此，我們需要自發性地定期運動。

而重訓將會是忙碌的社會人士的救世主。因為本書是以增肌為目的，所以也會介紹負重訓練的方法，但你若只是想要維持健康而已，不妨就從每天在家做十分鐘左右的簡易徒手訓練（譯註：Bodyweight Training，指利用自己身體的重量去鍛鍊身體每一個部分肌肉的訓練）著手。

肌肉知識4

財富儲蓄不如「肌肉儲蓄」。練出來的肌肉，一輩子的財產

你有聽過**「肌肉記憶」**（Muscle Memory）一詞嗎？事實上，肌肉一旦生成，就會在細胞裡留下痕跡，至少持續十年以上，其效果甚至可以長達一輩子。一般認為，這是因為肌肉變大時增生的細胞核，持續性地留在肌肉中所產生的結果。

透過重訓而練出肌肉後，若完全停止訓練，身體就會回到原本的狀態，這被稱為「可逆

性原則」（Reversibility）。但只要肌肉曾經增加過，之後再重新開始從事重訓時，就能以遠比之前更快的速度增加肌肉。這就是肌肉記憶的效果。換言之，曾經得到的**肌肉將會成為「你一輩子的財產」。我將此稱為「肌肉儲蓄」**。

美國一位知名健美先生在退休後，年齡達五十多歲時，重回到暌違十多年的比賽中。他已完全恢復成一般人體型，但只花了半年的訓練時間，他的肌肉又恢復成可以進入全球大賽的水準。

當你聽到「停止重訓後，肌肉量就會恢復原狀」時，或許會想說：「那不就像鮪魚一樣，得一輩子不停地游？」但這樣的觀點並不正確。**維持肌肉所需的努力，比增加肌肉簡單得多，因此不必擔心。**

大約只要增肌時一半的訓練量，就能維持肌肉量，完全無須以相同的負荷無止境地奮鬥下去。因此，一旦肌肉量增加到自己滿意的程度時，就可轉換成維持肌肉量的訓練。這也是重訓迷人的地方。

超少子高齡化的日本社會中，不從事重訓只會增加人生風險

日本是全球少子高齡化最嚴重的國家，考慮到將來的社會結構，就會發現不練重訓是一個風險極高的選擇。許多人會擔心老後的財富問題，其實除了財富的儲蓄外，「肌肉儲蓄」也是需要認真考量的問題。

日本厚生勞動省（相當於台灣衛生署加上勞委會）指出，到了二〇二五年，預測日本的照護人力，將會出現三十七萬人的短缺，而且目前已經出現「老老照顧」（譯註：負責照顧高齡者的家人，自己也是高齡者）和「失失照顧」（譯註：負責照顧失智高齡者的人，自己也是失智高齡者）的問題。少子高齡化持續發展到二〇四〇年、二〇五〇年時，社會將會是什麼樣子？──屆時，即使身上有足夠的財富儲蓄，恐怕也請不到人來照護。

事實上，目前我們已知，需要照護的其中一大原因，就是肌肉量的低落。沒有在從事重訓或運動的人，肌肉隨著年齡增長而減少的狀況特別顯著，**比較三十歲和八十歲的腿部肌肉，尺寸上平均減少了大約五成之多**。

當肌肉量低落時，即使走在平坦的場所，也很容易跌倒並導致重傷。根據日本內閣府發

布的《平成二十九年（二〇一七年）版高齡社會白皮書（整體版）》的報告指出，造成高齡者需要照護的原因，百分之十二・二是因為「骨折與跌倒」。

此外，東京消防廳曾公布，自二〇一三年至二〇一七年為止，因日常生活意外而被救護車緊急送醫的高齡者中，有百分之八十以上是因為失足跌倒。

別說二、三十歲，連五十幾歲的人可能都完全無法想像，高齡者即使過著極為稀鬆平常的生活，也會在沒有任何障礙物的地方跌倒。而且，一旦造成骨折等重傷，隨即就需要由他人來照顧生活起居。這樣的人口，一年已高達十萬人之多。

千萬別以為事不關己，這件事也有可能發生在你我身上。上了年紀後，長期臥床不起，一切必須由他人照護，是一件非常難受的事。曾有一項調查是向臨終之際的高齡者詢問：**「人生中什麼事令你感到後悔？」他們的答案中「輕忽健康重要性」的名次排在很前面。**

反之，只要身體健康，就什麼都能做。健康是我們最大的資本。身心健康的期間愈長，人生就能過得愈充實。**今天是我們在所剩的人生歲月裡，最年輕的一天。能讓重訓發揮出最大成果的，也是今天。**若以享受人生為目的，比起財富儲蓄，「肌肉儲蓄」更能成為最強的「投資」。

2

修正重訓前的「知識誤區」

聽完該從事重訓的各種理由後，你對於從事重訓的內在動機，應該大大提升了。如果這時你還找不到理由實踐重訓的話，那我希望你能靜下心來，重新思考一遍。

接下來，筆者將會解說「初學者的重訓基礎觀念」以及「重訓不該做的事」。在媒體和社群網站的影響下，你可能也被「錯誤的重訓方法和印象」洗腦，這一節中筆者將破除那些觀念。當你讀完本節內容，你就已經做好了出發前的萬全準備，隨時都能踏上重訓之路。

初學者切勿模仿高階者

有很多人以為，即使是初學者，只要像高階者那樣操到體能極限、訓練特殊項目、使用各式重訓技巧，就能得到更好的效果。說不定你也是這樣想的。

然而，這麼做完全是反效果。這就像是在國中的理化課中，使用大學的醫學教科書，這樣完全超出了學生的能力範圍。增肌的方法，雖然本質都一樣，但若要讓重訓發揮最大效果，那麼初學者有**初學者的最佳方法**，**中階者有中階者的最佳方法**，**高階者也有高階者的最佳方法**。

我在下頁的圖表中簡單畫出了「重訓成果」與「訓練的複雜度（難度）」之間的關係（筆者參考了《Pratical Programming for Strength Training》〔Mark Rippetoe著〕以及增肌速度的「Lyle McDonald模型、Alan Aragon/Eric Helms模型」所製作而成）。

正如這張圖表所示，高階者需要從事複雜、困難而嚴格的重訓，但能得到的重訓成果很小，而**初學者只要從事簡單的重訓，就能得到巨大的成果**。簡單來說，高階者做出「十分」

肌肉量的增加與訓練複雜度的示意圖

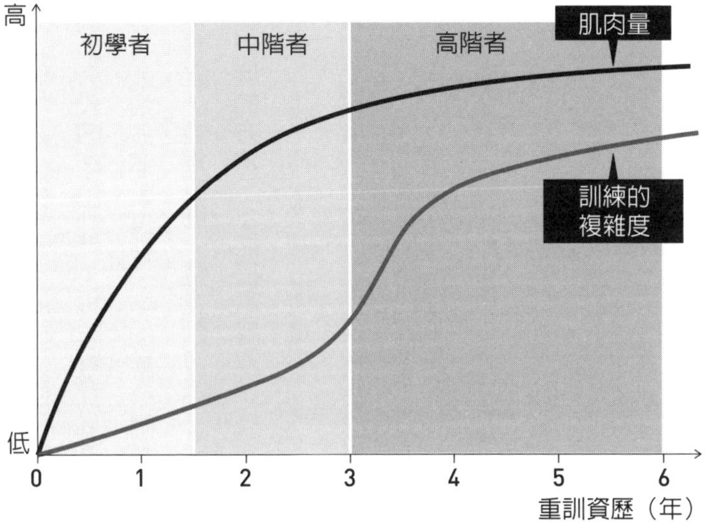

的努力，也只能得到「一分」的成果；相對地，初學者做出「一分」的努力，就能獲得「十分」的成果。初學者完全無須像媒體或社群網站上的健美選手一樣，一邊發出嘶吼一邊重訓，這種運動類熱血漫畫情節中的魔鬼訓練，並不屬於初學者。

為何初學者的肌肉比較容易增加？因為初學者的肌肉是處於白紙狀態，還不習慣於訓練所帶來的刺激，所以肌肉容易反映出重訓的效果。初學者是在如同幼兒園生及小學生般的高度成長期，能像海綿一樣將重訓效果一口氣大幅吸收。因此，初學者只要掌握了「符合基礎理論的重訓」，不必做什麼困難的動作，也能得到巨幅成長。

更正確地說，初學者不能從事高階者式的訓練，因為會造成反效果。如果初學者從事了如同高階者般的嚴格訓練，可能會導致嚴重的肌肉痠痛（不具有使肌肉成長的效果），更嚴重還有可能造成運動傷害。若因嚴格訓練而累積過多疲勞，就會使後續的訓練無法正常進行。換言之，**並沒有哪一種重訓方法，是可以用在所有人身上都產生同樣效果的，使用最適合自身程度的方法，才能提高成效。**

重要的是，初學者的最佳重訓方式，並非魔鬼訓練；即使到了中階程度，也沒有必要從事複雜而高難度的訓練。並不是像媒體所介紹，只要是將精神逼到極限的嚴格訓練，效果就一定比較好，因為那是肌肉已經增至一定程度的高階者，還想要繼續增肌時，才需要使用的訓練方法。

別人的重訓方式或成功經驗，隨便聽聽就好

初學者容易過分相信別人的成功經驗，常常自然而然地期待：「某某某用了某某方法，效果卓著。這個方法用在我身上，應該也會產生同樣的效果吧。」在體型雕塑這方面，即使是毫無根據的說法，也會有很多人相信。

「每天吃大象的糞便，就能用一年的時間，從偏差值三十（譯註：名次在倒數百分之二點三之內）的成績，一口氣考上東京大學。」這種話應該沒人會相信，然而，若是關於體型雕塑，即使是「某名模吃了兩個月的大象糞便，體重就減輕了五公斤」這麼莫名其妙的言論，也會有部分人信以為真。

想當然耳，這類說法不可過分相信。因為網路上不具專業背景的網友經驗，以及某些書籍上所寫的成功方法，其實是在方法和結果上，錯置了因果關係。其實那個人在吃著大象糞便的同時，也一邊練重訓、做有氧運動，並做到適度的飲食控制，所以才瘦下來的。事實

不過是如此而已。別人的經驗不妨當成一種激勵，告訴自己：「既然他能成功，那我也可以！」但別人所使用的方法，千萬不要輕易相信。

從事重訓，你該選擇的是，能將努力確實化為成果的方法。**事實上，重訓成果的百分之五十以上，是取決於遺傳性因素**。全球知名的健身訓練研究者布瑞特・康崔拉斯（Bret Contreras）主張，臀部肌肉的外型（他的專門領域）有百分之六十是取決於遺傳，剩下的百分之四十才是可以靠努力改變的。其實，這樣的觀點可以套用在全身上下的體型雕塑上。因此，千萬不能輕視可以靠努力改變的百分之四十的部分。

天生容易長肌肉的人，無論使用再怎麼詭異的方法，也能見效。例如，非洲裔（所謂的黑人）的人（用人種來概括一群人或許不是好事，但這只是因為從科學角度來看，他們較有遺傳優勢，而以他們為例）明顯具有較容易增肌的傾向。

在國際性的健美大賽中，名列前矛的選手都是黑人，奧運的百米賽跑決賽中，也清一色是黑人。當研究者針對年輕黑人和白人的腰大肌（具有抬腿功能的肌肉，對一個人的衝刺能力影響甚大）的粗細進行比較後，發現黑人比白人粗三倍以上。許多黑人即使沒有運動的習慣，體格也勝過定期上健身房的日本人。

這不僅是人種之間的差別，相同人種之間的也存在著差異。有些人就是連使用了不合理的重訓方式，也能獲得雄壯威武的身材。節食也是如此，決定一個人是否容易肥胖最大的因素是，激素在分泌調節上的不同所造成的營養吸收方式的差異。所以有些人就是容易發胖，有些人就是不會發胖。

比方說，到現在仍有許多教練十分重視ＧＩ值（升糖指數，顯示餐後血糖值上升度的數值），但即使吃下完全等量、完全相同的食物，每個人所呈現出的血糖值上升方式，也都迥然不同。也就是說，在體型雕塑上，尤其是在肌肉增減上，最大決定因素是來自遺傳。因此，千萬不要相信單一人士的經驗或特殊方法。

在體型雕塑上，無論是透過重訓，還是透過節食，都已有一套在全球各地獲得驗證的「一百人中有九十九人可以成功複製的可靠方法」。看到那些追求其他旁門左道的人，筆者只能滿心疑惑地想：「為何不用這套方法就好了？」要練重訓，當然是選擇「百分之九十九以上的人可以得到效果，世界各地人人都在從事的重訓」最有保障，你不這麼覺得嗎？

跟著「套路」練才是最短捷徑

在體型雕塑的業界中，充斥著誇大不實的宣傳。就連明顯不具效果的東西，都在一窩蜂地誘騙消費者覺得「好像很有效果」「這個我應該可以」「簡單又方便！」「好像很好玩！」。因此，在標榜專為初學者設計的重訓上，也存在著許多這一類天花亂墜的標語。

標榜效果卓越的營養補劑和莫名其妙的重訓器材，年年推陳出新。這些商品只是在給缺乏知識的初學者「好像很有效」的錯覺而已，實際上淨是一些意義趨近於零的東西。並不是說商人做生意有什麼不對，問題在於他們完全沒有在為你的人生和身體著想。

正如本書一開始所說，想追求方便、特別又有效的方法，這種心情我懂，但遺憾的是，這種重訓方法並不存在。倘若真的存在，筆者就會在這本書中介紹了。基礎重訓的做法，幾十年來都沒有改變過。

雖然在細節上，會隨著研究者所公布的可信證據，而產生些微改變，但如今已經沒有機會再出現革命性的新方法了。基本上，只要聽到有人說哪個方法「簡單、方便又輕鬆」，就可以直接當成是在吹牛皮。任何業界都是如此，被當肥羊宰的永遠都是初學者。

重訓和其他運動一樣，**初學者只要遵循所謂的「套路」，就能最確實地讓努力化為成果**。「套路」是指，根據前人的經驗所建構出的成功配方。照這一點來看，毫無知識和經驗的初學者，要入門又不從「套路」開始學起，豈不怪哉？

我記得日本高中文言文的課程中曾教過，日文的「學習」（まなぶ）一詞是從「模仿」（まねる）一詞演變而來的。無論哪一種運動項目，最初都是從模仿「套路」做起。說到「套路」，你可能會聯想到武術，不過像是棒球、足球等運動，基本上也是從類似套路的基礎開始學起。

因為將套路背起來，是最快也最確實的進步方法。棒球一開始是要先記住球棒的握法、揮棒的軌道，再透過反覆練習空揮來進步。一個棒球初學者如果自創揮棒法，或是參考鈴木一朗的鐘擺式打法、落合博滿（前日本職棒選手）的神主式打法，卻只學到表面上的動作的話，是不可能會有所長進的。

重訓也是如此。對不起，我的話比較重，但說穿了，**初學者沒必要使用獨創的方法**。想在這個階段嘗試錯誤、自行摸索還嫌太早。至少也要等到學習過「套路」後再說。

我懂那種想為自己找出一個量身訂做的獨門方法的心情。想摸索有沒有一個既特別、又有效、又輕鬆、又方便的重訓方法，這種想法我也完全理解。但初學者一開始就從特殊方法練起的話，練出成效的可能性極小。

因此，業者才要每月開發新的體型雕塑法，讓初學者永遠不會被餵飽。而當這些初學者發現怎麼做都不見成效時，最後就回過頭來找基礎方法。這就是重訓界正在發生的事。

重訓至少要練到中階以上，才會出現個別差異，因此中階者以上才需要在重訓上做變化。只要持之以恆地訓練，總有一天你會需要配合自己的狀況來調整方法。因為每個人都有個別的身體差異，所以基本「套路」中，也一定會有一部分不適合自己。

雖說如此，初學者若一開始什麼都沒認真練過，就要從嘗試錯誤、摸索新招開始做起，是不可能的。因此，本書所要介紹的就是，重訓中如「套路」一般擁有高度可複製性的方法，因為這才是最有可能訓練出成果的「一分耕耘一分收穫的重訓法」。

此外，有些人可能莫名地認為「基本＝枯燥＝無聊」，如果你也有這樣的偏見，希望你立刻拋掉。這裡所介紹的重訓法，**不是像賭博，讓你賭賭看會出現什麼結果，而是像「考古題」**，讓你學到考試必出的內容。只要這樣想，應該就能激起興趣吧。

請容我重申一次，重訓的訓練過程只要是適宜的，你的努力就能化為等價的結果，因此也會讓你愈練愈有成就感。這正是這麼多人迷上重訓的原因。另外，也請記得「活動身體是人類的根本慾望」。

肌肉知識 8

鎖定優先度高的練起

你是否聽說過「帕列托法則」（Pareto Principle，又稱80／20法則）？該理論認為，許多事物都是呈「八十比二十」的比例，約有八成成果是來自於整體構成要素中的兩成。

以商業為例，像是銷售額的百分之八十，是來自於百分之二十的顧客等等。乍看之下，這似乎跟重訓毫無關係，但在重訓上，這個理論卻是極為重要。事實上，我在分享提供每一項資訊時，幾乎都會透過帕列托法則來過濾。

因為重訓成果的八成，是取決於整體要素中的兩成。換言之就是「別一開始就在每個方面都做出努力」。**初學者到中階者等級的人，只要專注在最重要的百分之二十即可。**「前言」中所提到的「專攻重點」正是此意。

初學者中，有些人會蒐集最新的重訓法、研究報告、營養補劑資訊，並積極地實踐。這的確是很棒的學習精神，但初學者既用不到過於詳細的資訊，服用基本以外的營養補劑，也幾乎毫無意義。簡言之，初學者的階段，距離能將詳細資訊加以應用的程度，還相距甚遠。

即使發表了再多的最新研究報告，重訓的根本方法也不會有所改變。實際上，在日文書市中，最優秀的增肌類重訓書籍，我認為仍是二十年前出版的《Championship Bodybuilding: Chris Aceto's Instruction Book For Bodybuilding》（克里斯．阿塞托〔Chris Aceto〕著）一書。

只有高階者才需要蒐集最新的資訊。因為他們就算了解基礎，能做的都做了，也沒有再成長的空間，再怎麼拚命練，肌肉也增加不到初學者的十分之一。所以他們才會去追求各式各樣方法。因為任何一丁點的幫助，對他們來說都很重要。他們在做的事，就像是將考了九十五分的重訓，向上提升至九十六分、九十七分。

初學者是從零分的重訓開始練起的，所以一開始，請以能幫助你考到八十分的方法為目標。等到這麼做也不能滿足你時，才要開始追加細部的方法。這就是所謂的正面突破法。一個連重訓本質為何都還不理解的初學者，若一味尋找追求更有效的資訊，就會被資訊淹沒，這點必須特別留意。

我幾乎每天都會收到類似以下的問題：「〇〇和△△兩人的說法不一樣，到底哪一個才正確？」「這個營養補劑和那個營養補劑，哪個比較有效？」提問者搞不清楚到底什麼才是正確的，而對自己正在做的重訓產生了懷疑。

請容我再重複一次，**初學者只要掌握要點，在基本上下工夫，就能讓肌肉爆炸性地成長**。因此，理想的狀態是，初學者不該蒐集過多資訊，而是該了解本質。對於重要性低的多餘瑣事，也要大刀闊斧地捨棄，從能直接影響成果的要素開始做起。

肌肉知識9

沒有比「持之以恆」更重要的理論

我想趁這個時候來談談，什麼是最重要的理論。**重訓最重要的理論就是「持之以恆」**。重訓不是百米賽跑，是馬拉松。沒有什麼比持續下去更重要。你聽了可能會覺得這是老調重彈、了無新意，但我希望你能將這個想法時時刻刻放在腦中。再怎麼出色的重訓法，若不持續就不可能得到成果。

重訓不是練個一天或一週就能結束的。一次訓練中所增加的肌肉量微不足道，所以增肌不過就是「肌肉每天的微小增加」的不斷累積而已。連最容易增肌的初學者，一個月能增加的肌肉量，大約一公斤即是最大極限。女性則是一半的五百公克左右。因此，有恆是一切的先決條件。

每個人會有個別差異，不過要出現肉眼可辨識的成果，最少也要練上個把月。雖說初學者較容易增肌，但除非有教練或肌肉壯碩的朋友一對一指導，否則在你掌握訣竅前，恐怕也看不到什麼變化。因此，一開始請努力不懈地持續下去。

不能因為在媒體或健身房的宣傳中，看到有人健身前和健身後，只花了一到兩個月間，體型就出現了劇烈的變化，就以為雕塑體型是可以在短時間內終結的。那是節食減重（減去脂肪而已），因為脂肪減少了，肌肉線條浮現出來，因此看起來像是肌肉增加，但實際上節食減重會讓實際的肌肉量大幅減少。如果是在短時間內瘦下來，就更是如此。

其實，減脂比增肌簡單十倍，不，是一百倍。雖然還得參考一個人的年齡、性別、體重、體脂肪率等條件，但平均來說，只要有兩個月時間，想要減去五公斤以上的脂肪，對任何人來說都不難。

反之，想要增加五公斤肌肉，至少要半年以上（女性是一年以上）的時間。兩者所付出的努力不成比例。增肌之道，唯有腳踏實地、持之以恆而已。不過，肌肉量只要增加一到二公斤，外貌上就會出現變化，所以別怕看不到成果。

關於能幫助你持之以恆的技巧和內在動機的理論，將在另闢一章說明。建議你先降低門檻，提醒自己「從做得到的做起」。**一開始只做六十分的重訓也無妨，因為只要持續下去就贏了**。而且包含我自己，起初每個人都是從分不清楚左右的新手狀態開始的。只要持續下去，前方自然會出現道路。

3

縱觀「重訓全貌」，專注在高效益的部分

讀完前面兩節，你現在應該得到了更大的內在動機，同時也抹除了對重訓的錯誤印象。事不宜遲，這一節起就來談談重訓的理論。本節會從**「重訓全貌」**介紹到**「什麼會影響到重訓成果」**，藉此說明與重訓成果有直接關聯的要素。

讀完本節，你將會明確知道哪些才是練重訓時該努力的重點。也許你會驚訝地發現，自己過去以為不重要的事物，其實影響性很高，而過去以為重要的，影響性卻很低。

「訓練、飲食、睡眠、壓力」直接影響重訓成果

不好意思，一開始介紹的知識就這麼冷門，下一頁的金字塔是用來表示，哪些事物會影響重訓成果。健身博士布瑞特・康崔拉斯（Bret Contreras）是全球知名的健身訓練研究者，這個金字塔是他透過科學實證與自己的經驗法則所創的理論。

他的地位已得到全球專業教練背書，他所提供的資訊是根據其豐富的指導經驗與高度的科學知識，可信度極高。

此圖表可看出，對重訓成果影響最大的是生物基因。關於體型雕塑，很多人以為付出相同的努力，就應該得到相同的結果，但事實並非如此。所有人共通的訓練法（本書所寫的內容）雖然存在，但因為每個人的基因不同，所以得到的結果就會有高低差異。

正如有些人個子高，有些人個子矮，在基因上，有些人肌肉容易發達，有些人則否，有些人易瘦，有些人易胖。因此，沒有必要拿別人的身體來跟自己比較，也不能過度參考他人

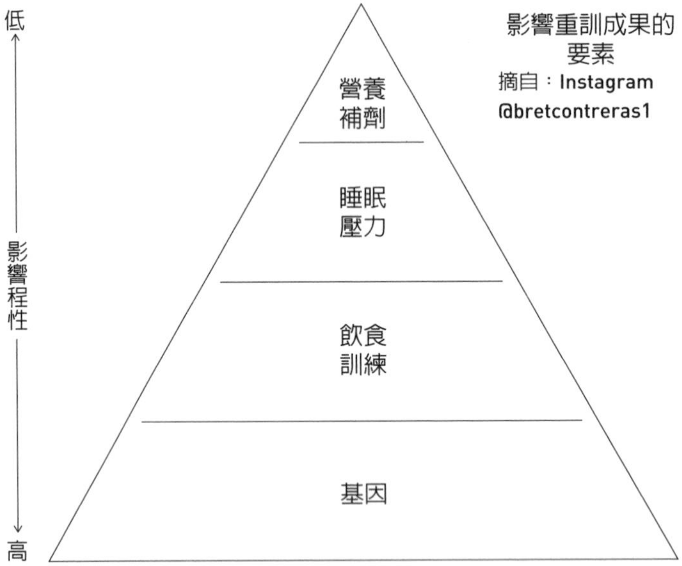

的體型雕塑方法。

緊接在基因之後的影響度排名是「飲食&訓練→睡眠&壓力」。並非只有拚命上健身房訓練，會左右重訓的成果，從科學實證來看，訓練、飲食、睡眠、壓力這四大要素，都會大大影響成果。

應該很多人都知道，飲食和訓練同等重要。訓練的效果是對肌肉下達「變大變壯」的指令，飲食則是製造肌肉的材料，以及訓練的熱量來源。拚了命訓練，卻完全沒有增肌的人，大多數都是在營養攝取上出了問題。

在營養不足的狀態下，就算是拚了命地訓練，也無法使肌肉增加。教練之所以常說「飲食比訓練重要」，是因為初學者容易將心力過分集中於訓練上，所以他們才會用這樣的說法強調飲食也很重要。

應該有不少人以為，睡眠或壓力都跟增肌沒有太大關係。我們可以直覺理解到飲食的重要性，但說到睡眠與壓力，就感覺不出與肌肉有什麼關聯性。

然而，若從科學的角度來探討，應該就很好理解。睡眠與壓力會大大影響到體內激素的分泌，其中包括負責增肌的激素和促進肌肉分解的激素，後面還會再詳細說明。眾所周知，注射類固醇具有絕大的效果，這就是將合成代謝激素（Anabolic Hormone）人工式地注入體內。激素的效果是難以估量的。這正是重訓成果會大大受到睡眠與壓力影響的主要原因。

換言之，只要基因不會改變，從事重訓時就必須注意以下四個要素：**①訓練**、**②飲食**、**③睡眠，以及④壓力**。讓這四個要素都在通往成功的路上，才是你應該在重訓中努力的方向。現在說這些可能還太抽象，不過，應該能讓你慢慢開始看見增肌工程的全貌了。

肌肉知識11

訓練與飲食上的最優先事項

這裡要從訓練、飲食、睡眠、壓力這四項要素中，挑出訓練和飲食，介紹相關的影響細項。這是筆者參考艾瑞克・赫爾姆斯（Eric Helms，健身訓練研究者）的意見，再融入自己的觀點所建構成的理論。正如「訓練、飲食、睡眠、壓力」對整體重訓成果所帶來的影響，再將訓練和飲食加以放大來看的話，其中也各自有其影響性較高的要素。

這裡會出現一些不常見的用語（之後會一一說明），希望你不要因為感到「內容突然變深奧了」，就開始退縮。道理都非常簡單，沒有任何難懂的部分。

請容我再說一次，本書的目的是要讓無重訓經驗者也能讀懂。詳細會在第二章（訓練理論）和第四章（飲食理論）中加以說明，因此目前還沒有必要詳細理解，但最終你一定能夠通盤理解。目前只要有個大概的觀念，知道「這些要素很重要」即可。

這兩個金字塔中，愈下方的要素愈重要，對成果的影響性愈高。意即以飲食而言，能否按照「熱量收支→主要營養素→微量營養素……」的順序適度地加以攝取，將會直接影響到

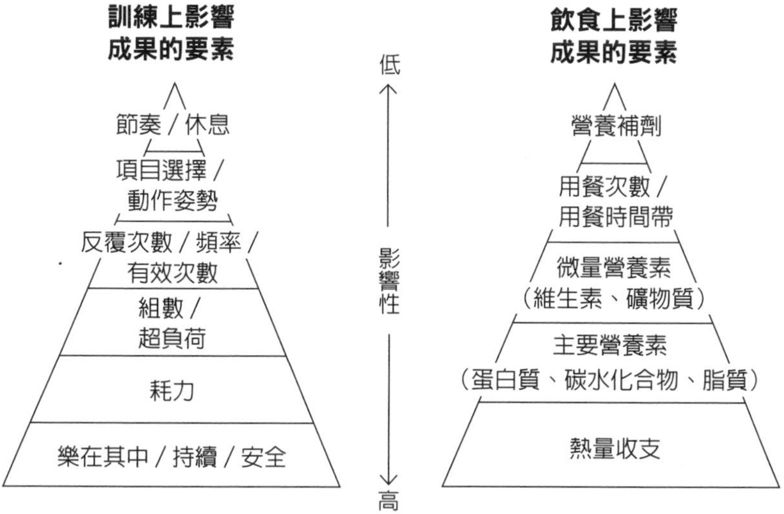

成果。換言之，能否攝取到充足的熱量，是影響性最高的要素，相對地，營養補劑的影響性則最低。

順帶一提，若有人在重訓或節食上，大力主張「營養補劑很重要！」「這個營養補劑效果超好！」，那他不是對體型雕塑這個領域不夠了解，就是想賣你營養補劑，遇到的話請留心。

布瑞特・康崔拉斯甚至說過：「**只要有好好用餐，就能攝取到足夠的營養，營養補劑是多餘的。**」熟悉重訓的高階者和健美選手，都異口同聲地說：「營養補劑不重要，吃真食物（Real Food）才重要。」不僅從科學層面來看如此，這更是從他們的體感經驗得到的結論，因為他們長年來在重訓上不斷試錯，在這樣的經驗法則中，實際感受到了怎麼做更能帶來成果。

閱讀到這裡，你應該已能理解，「這個動作一天做五分鐘，就能練出冰塊盒腹肌」「只要服用這個營養補劑……」等的重訓方法，是多麼武斷又愚蠢的說法了吧。

簡而言之，重訓並不是只做某一件事就能獲得成果。訓練和飲食是最重要的兩個要素，而睡眠與壓力也比想像中來得重要。其次，在訓練和飲食中，也要重視其中影響度高的要素，才能確實獲得成果。這就是帕列托法則之所以重要的原因。

肌肉知識12

「睡眠」對重訓的影響比你想像中更大

閱讀至此處，你可能會想：「但我還是覺得重訓跟睡眠沒有太大的關係。只要充分攝取蛋白質、努力訓練，就差不多了。」

但若從科學的角度來看，就會知道睡眠極為重要。因為人體內的某些激素（體內的命令物質）會大大影響到肌肉的合成、分解、復原，以及訓練時的表現，而睡眠則是會影響到這些激素的分泌量。

比方說睪固酮會跟肌肉的合成與復原、脂肪的屯積產生密切關係，睡眠不足則會使睪固酮值大幅下滑。美國運動醫學會（American College of Sports Medicine）指出，**睡眠不超過五小時的生活，持續一週以上，睪固酮值就會下降百分之十到十五**。

馬修・沃克（Matthew Walker）是加州大學柏克萊分校（UC Berkeley）的教授，同時也是睡眠方面的專家。他說，人類適當的睡眠是七至九個小時，一名男性的睡眠時間，若是五至六小時，則睪固酮值的水準會跟老他實際年齡十歲的人差不多。

不只睪固酮，睡眠不足還會使胰島素敏感性（胰島素對肝臟、肌肉等器官的作用力）降低，而胰島素敏感性又直接關係到肌肉的養分吸收能力。證據就在於第二型糖尿病（雖然會分泌胰島素，但胰島素無法有效作用的疾病）病患，身上的肌肉會急遽消失。某項研究讓年輕健康的男女，連續四天睡四點五個小時，該研究報告顯示，結果受試者的胰島素敏感性竟下降了百分之十六。這個數字也是相當於比實際年齡高十到二十歲的數值。

睡眠不足也會對健康產生負面影響。光是一天的睡眠時間縮短成四到五個小時，就會讓能清除癌細胞的自然殺手細胞減少七成。再者，大腦會在睡眠中進行記憶的整理，因此睡眠不足會造成大腦難以鞏固新資訊，而助長了健忘的發生。此外，大腦也會在睡眠期間去除壞蛋白質（β澱粉樣蛋白），因此缺乏睡眠，可能提高阿茲海默症的發病機率。換言之，睡眠不足會提高一個人上了年紀後罹患失智症的風險。

相反地，一個人睡眠充足的話，能夠帶來運動表現提升等的良好結果。一份史丹佛大學的研究報告指出，一天的睡眠時間從八小時延長至十小時，持續數週後，足球選手在二十碼（約十八公尺）的衝刺跑上，進步了〇・一秒；游泳選手在十五公尺的衝刺跑上，進步了〇・五一秒；網球選手和籃球選手同樣也得到了運動表現上的提升。

重要的是，這都是將睡眠時間延長，就能得到的結果。這就是為什麼有人說**「睡眠是一種合法性的體育禁藥」**。最近有愈來愈多運動選手，為了有更好的表現而進行長時間的睡眠。

據說，世界級的頂尖運動員中，雷霸龍・詹姆士（LeBron James，籃球選手）、瑪麗亞・莎拉波娃（Maria Sharapova，網球選手）、羅傑・費德勒（Roger Federer，網球選手）、尤塞恩・博爾特（Usain Bolt，田徑選手）等人，都會確保自己一天睡滿十小時以上。

別搞錯「營養補劑」的用法

有太多人高估營養補劑的效果而花著大筆大筆的冤枉錢，或以錯誤的方式服用。首先，營養補劑不同於類固醇，它不是藥物，也沒有魔法般的驚人效果。如果擁有醫療藥品般的驚人效果，那它就不會是營養補劑了。

對初學到中階程度的人而言，營養補劑只不過是「用來補充容易不足的營養素」而已。服用營養補劑，是為了讓我們的身體充分攝取到高度影響增肌的三項要素（熱量、主要營養素、微量營養素），關於此點之後還會再詳細說明。這三項要素也就是，一開始所介紹的金字塔中具有高影響性的要素。

比方說，要攝取熱量的話，就服用麥芽糊精等的營養補劑；要確保蛋白質，就服用高蛋白；要確保維生素和礦物質的必需攝取量，就服用綜合維生素與礦物質。

健身訓練高階者或運動選手中，之所以會有人積極服用營養補劑，是因為他們把基礎都做透了，但還想讓表現再向上提高一些。**若是初學到中階的人，就算服用了其他繁瑣的營養**

補劑，也無法得到多大的回饋。這並非我個人的主張，而是全球健身訓練研究者、健美選手、重訓高階者，異口同聲的說法。就筆者所知，沒有一個正派的教練會說「營養補劑很重要」。

會介紹各式各樣的營養補劑的人，通常不是工作上經常要介紹營養素的細節，就是營養補劑的銷售人員。諷刺的是，在我的印象中。愈是沒在自我訓練的教練，愈會向其他人強力推薦營養補劑，愈會強調效果多好多好。重訓持續一段時間後，你也會對這件事很有體會。

事實上，有很多營養補劑，效果被商家過度誇大，或是被介紹成其他用途，與原本的用途完全不同。商家使用對自己有利的研究數據，當成其他效果的商品來販賣。

比方說，日本十分流行的健身補給品「ＨＭＢ」就是被介紹成與實際效果完全不同、並被誇大效果販賣的代表性營養補劑。比起白胺酸（Leucine）、ＢＣＡＡ、ＥＡＡ、高蛋白等一般性的營養補劑，ＨＭＢ的增肌效果（打開增加肌肉開關的效果）極低，但卻被當成「能增加肌肉、變得滿身肌肉？的營養補充品」來販賣。

然而，ＨＭＢ原本的效果，是防止肌肉分解。顯然，這是節食減重時「用來防止肌肉分解」的營養補劑，國外也是以這樣的目的在販賣，但到了日本，如果說是「防止肌肉分解的營養補劑」就會賣不出去，所以被冠上了「增肌的健身補給」「讓人滿身肌肉的健身補給」

「減脂的營養補給」「具有蛋白質二十倍效果的營養補給」等名號。

筆者想說的是，別對營養補劑抱有過度的期待。營養補劑就像是百米賽跑時的順向風，只是根本之外的附帶物。因為其效果往往被誇大、或被當成與原本使用目的不同的東西販賣，因此即使要使用，也要記得確認其使用目的。

我敢說，有閒錢的話，與其花在零零碎碎的營養補劑上，不如報名一對一的教練課，或購買高品質的寢具提高睡眠品質，對你會有更大的益處。既然要花錢，就要花在更有價值的刀口上。

第2章

費雪曼式訓練理論

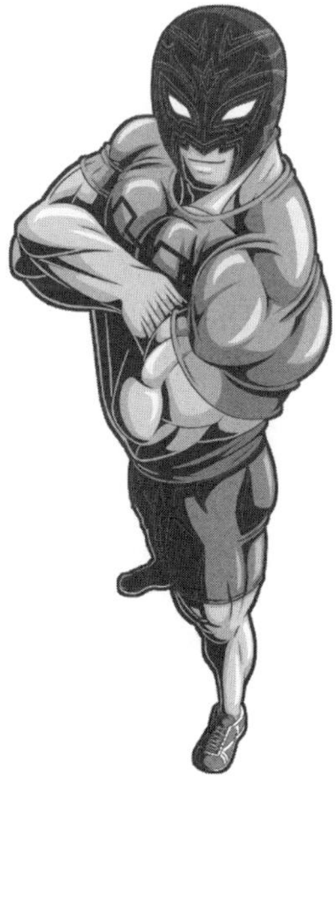

1

與成果有直接關係的訓練金字塔

前面筆者說明了「訓練、飲食、睡眠、壓力」四項要素，對重訓的成果至關重要，如果你還想著「只要到健身房拚命做訓練，肌肉就會增加」的話，希望你能回到第一章再重讀過一遍。

第二章要講解的是，關於訓練方面的具體重訓理論。筆者將介紹要以什麼樣的頻率，練哪些項目，練到什麼程度，才能達到重訓效果，以及讓訓練變得更有效率的方法。

不過，**沒有必要完美複製這裡所介紹的內容。就算方法有些誤差，也不成問題。**最好的

訓練上影響成果的要素

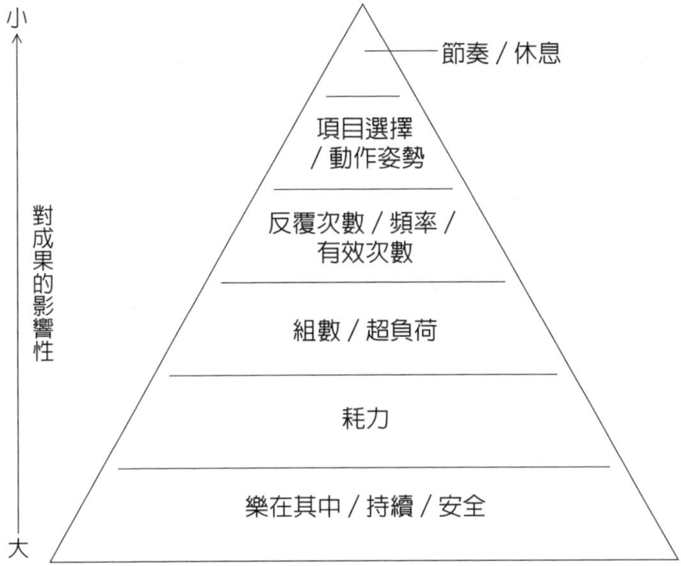

方式就是，先挑選出優先順序高的來實踐，然後一邊訓練，一邊慢慢地調整到最佳模式。

這個金字塔是根據第一章所介紹的訓練的基本要素，繪製而成的重要藍圖。關於訓練，前面所做的都只是一種印象上的說明，而此處的金字塔則會清楚傳達出哪些要素對訓練成果的影響度較高，哪些要素該優先重視。

雖然其中有些是日本的健身界完全不會介紹的字眼，例如「耗力」（Effort）等，但內容都是來自十分簡單又極為基礎性的訓練理論。筆者也會在本章中深入淺出地說明，構成金字塔的各項要素，因此請放心閱讀下去。

再者，剛開始僅看說明，你可能還是會懷疑：「這些要素真的重要嗎？」但只要持續從事重訓，就能透過身體感覺出其重要性。練到中階以上，你就一定會認同這些要素帶來的成果，是多麼明顯而確切。

重訓能增肌的根本原因

增肌機制的根本，在於**肌肉「對環境的適應」**。這樣講，可能有人要問：「這句話是什麼意思？」但能不能抱有「適應」的概念，在訓練上至關重要。

「適應」一詞或許有點難懂，但它的意思很單純，只要解釋搬家工人和鷹架工人為何能有粗壯的手臂，你應該就能理解。他們的手臂並非一開始就那麼粗壯，而是因為日復一日地搬運衣櫃或鷹架鐵管等重物，於是肌肉逐漸變化成適合該重量的樣子。一開始既會肌肉痠痛，也會感到疲勞，但持續下去，肌肉就會愈來愈發達，進而習慣該重量。這就是所謂的「肌肉適應了環境」。

人體具有順應外界環境的機制。扛舉四十公斤衣櫃的人，就會成長出能舉起四十公斤的

訓練後的復原時間

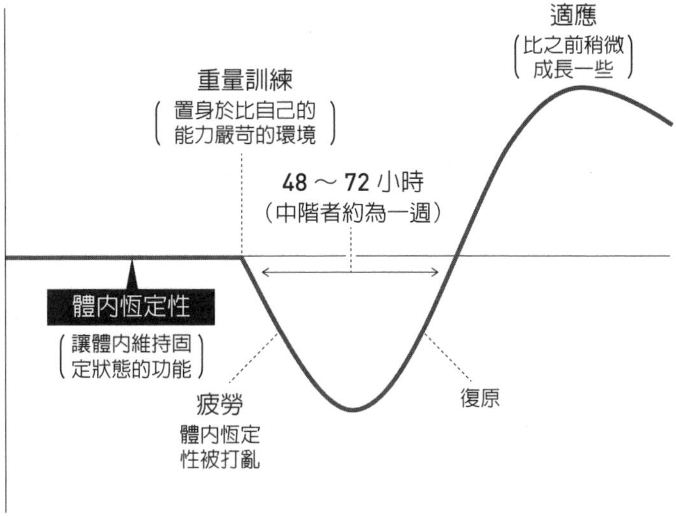

肌肉；扛舉二十公斤鷹架鐵管的人，就會成長出適合二十公斤的肌肉。

重訓就是以刻意的方式，達成這樣的效果。舉五公斤啞鈴八次的人，就會得到能夠舉起五公斤×八次的肌肉；舉十公斤啞鈴十二次的人，就會得到能夠舉起十公斤×十二次的肌肉。你可能會覺得這種事理所當然，但腦中有沒有這樣的概念，對於從事重訓而言，是十分關鍵的。

換言之，持續讓肌肉成長的方式，就是一而再再而三地製造出，比目前肌肉能力「稍微」嚴苛一點的環境（超負荷事件）。

之所以說「稍微」，是因為人在經

過一次訓練後所能增加的肌肉量，是有上限的。並非一次給愈多刺激，肌肉就會增加愈多。打個比方，就像是你的肌肉等級如果是十，那你就要做等級十一的訓練。一個人在做仰臥推舉時，如果能舉起四十公斤，那麼他要挑戰的不是一百公斤，而是四十五公斤。

然而，我們人類有一種保持身體內部環境恆定的功能，叫做「體內恆定性」（Homeostasis）。因此**進行訓練時，是否抱著「克服能力以上的環境的挑戰精神」，至關重要**。以專門術語來說，就是「**Effort**」，本書中譯為「**耗力**」，原文則有「**努力**」「**奮鬥**」的意思。這是位於金字塔下方數來第二層的重要要素。

一次又一次地努力奮鬥，讓肌肉持續成長，就稱為**「漸進式超負荷原則」（Principle of Progressive Overload）**。在訓練上，這項理論是普及全球的原理原則。

總結來說，所謂的重訓就是，不斷重複以下一連串的流程：「重訓（超負荷事件）→體內恆定性被打亂→疲勞→復原（初學者約四十八至七十二小時）→適應（肌肉成長）」。

另外，進入中階、高階，訓練量也隨之增加後，復原所需的時間也會拉長。這是初學者的成長較快，中階者和高階者的成長較慢的根本原因。

順帶一提，重訓後感到適度的疲勞，並非壞事，反而證明了你的肌肉正在成長。

看完以上說明，對於重訓增肌的本質，你應該已經有所認識。

肌肉成長的示意圖

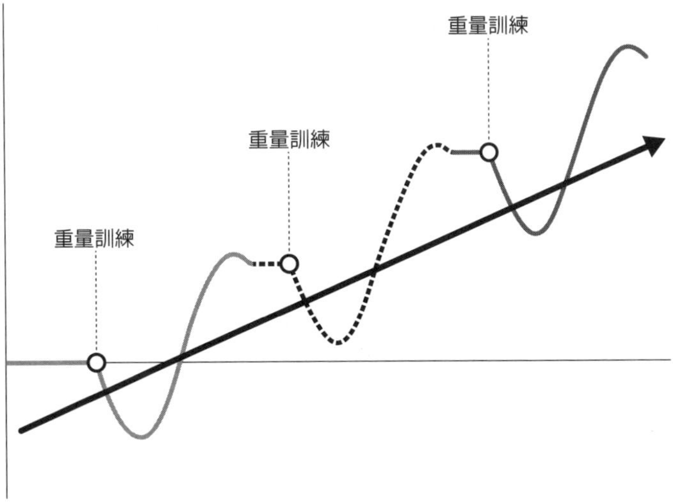

接下來，就要說明初學者常犯的錯誤訓練法。只要了解重訓的本質，當你閱讀接下來的錯誤重訓法時，應該就能直覺理解哪裡出了錯。

2 絕不能犯的四項重訓錯誤

本節將介紹四項初學者易犯的重訓錯誤。在認識具體的訓練理論前，先了解有哪些「常見錯誤」，可以幫助你避開錯誤的訓練，以免浪費時間。

重訓錯誤1

要做激烈的重訓以破壞肌纖維

肌肉成長的主要原因是「對快縮肌纖維施加張力」。很多人以為，透過訓練對肌纖維製造損傷，是促使肌肉成長的主要原因，但請小心，這個觀念是錯誤的。

以專門術語來說，最能幫助肌肉成長的方式是，透過一種稱為「機械應力」（物理性刺激）的張力，對快縮肌纖維施加刺激。激烈的訓練之所以能讓肌肉成長，不是因為肌纖維遭到破壞，而是因為在快縮肌纖維上施加了機械應力。

如果你是初學至中階程度，那就可以直接把以破壞肌肉為目標的重訓，視為無效的重訓，不僅如此，這還會造成負面效果。因為這樣的結果，多半都是讓你必須花更多時間來治癒運動傷害、嚴重的肌肉痠痛，以及復原。復原期拖得愈長，訓練的頻率就愈低，於是成長也會變慢。再說，當刺激超過一定的上限時，再怎麼提高對肌肉的刺激，肌肉也不會增多，而且肌肉痠痛本身，也沒有幫助肌肉成長的作用。

此外，利用高次數、低重量來「造成肌肉膨脹」的訓練法，也很受大眾歡迎，但效果有限。健身訓練研究者布瑞特・康崔拉斯就曾明確指出：「肌肉膨脹是被過度高估的訓練法。」所謂的「膨脹」（Pump）一詞，是指透過反覆次數較多的訓練，讓疲勞代謝物累積在肌肉中，就會使肌肉吸收血液中的水分，進而造成肌肉膨脹。

這種低效能的訓練法，被以為具有傑出效果，其實是健身界根深蒂固的問題，但不論如何，這裡你只要記住「**要讓肌肉成長，就要從事使用到快縮肌纖維的訓練**」即可。另外，關於使用到快縮肌纖維的條件，將會在118頁的「有效次數」（Effective Reps）中加以說明。

重訓錯誤2

想單靠徒手訓練增加肌肉

我並不是要強烈批判從事徒手訓練的人，但必須理解的是，「**如果想持續性地增肌，從科學角度來看，堅持只做徒手訓練是非常缺乏效率的選擇**」。打個比方，「如果負重訓練是從東京開車到大阪，那麼堅持徒手訓練的重訓，就像是從東京徒步走到大阪」，兩者之間就是如此天差地別。

負重訓練和徒手訓練的肌肉成長示意圖

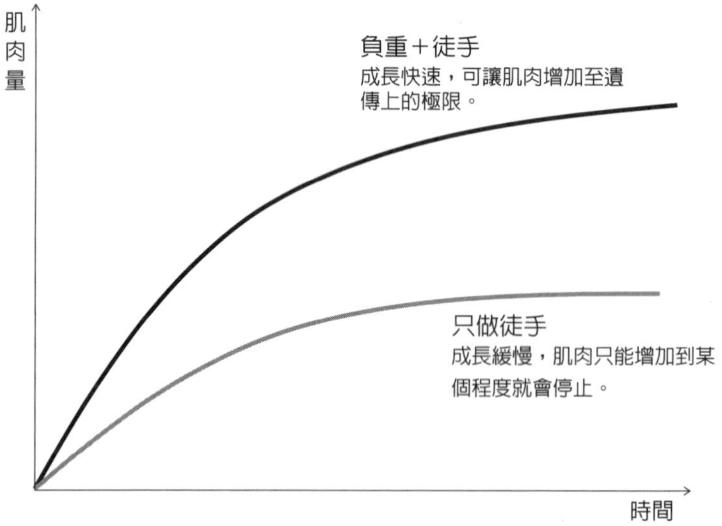
肌肉量
負重＋徒手
成長快速，可讓肌肉增加至遺傳上的極限。
只做徒手
成長緩慢，肌肉只能增加到某個程度就會停止。
時間

我當然不是想否定所有徒手訓練的招式，而是要告訴讀者：「不要堅持只做徒手訓練。」想要增肌的話，同時進行徒手和負重訓練，才是通行全球的常識。沒有理由刻意只使用徒手訓練，因為這樣只是在堅持走一條缺乏效率的道路。

網路和部分書籍為了討好初學者，而常常提出「只需一塊墊子就能練的徒手訓練，也能充分增肌」之類的說法。但老實說，這些說法都算是半個謊言。如果徒手訓練就能進行改造體格的話，那麼那些在殘酷的競爭中求生存的職業運動員，只要選擇徒手訓練就好，誰還會從事負重訓練？

為何光靠徒手訓練很難增肌？

雖說如此，堅持只做徒手訓練，也不是不能增肌，因為它滿足了增肌的四項必需要素。雖然內容有點專業，不過這四項要素是：①1RM的三成以上的負荷，②具有有效次數（各組抵達極限前的五下），③達到超負荷狀態，④一定以上的週間組數（MEV）。

但千萬不能誤解成「既然如此，那只做徒手訓練就好啦」。因為這樣只能「讓肌肉在一次的訓練中得到增加」，無法和「持續性的增肌」相提並論。

正如前述，要持續增肌，就必須持續性地增加負荷。如果今天的訓練是使用十公斤的啞鈴，那下次就用十一公斤，再下次就用十二公斤……若不像這樣階段性地增加負荷的話，肌肉就無法持續成長。徒手訓練雖然多多少少能靠改變姿勢來提升強度，但還是有其極限，因此最後只能增加反覆次數。

而單做徒手訓練，最大的問題點就在於，因強度不夠，難以藉此提升肌力。這可說是徒手訓練效果不彰的最大因素。肌力不提升的話，就無法將負荷向上增加。所以選擇只做徒手訓練的人，和選擇負重訓練的人，兩者之間的差距會愈來愈拉大。

實際上，短時間從事負重訓練的人，比拚命從事徒手訓練多年的人，肌肉量增加更多。根據我個人觀察，徒手訓練的成長速度，大約比負重訓練慢三至四倍，要拚命練上好幾年，才能勉強達到精壯的程度，而且練到精壯大概就是極限了。

就筆者的經驗來說，我從初學者的身分開始鍛鍊，練滿一年時，我的肌肉量從FFMI數值（以「除脂體重（kg）÷身高（m）÷身高（m）」的公式計算出的數字）來看是23。FFMI是肌肉版的BMI，用來表示每身高單位的除脂體重是多少。

一般人大約是17～19左右，從事重訓的人則大部分落在19～23的範圍裡，在需要通過禁藥檢測的大賽中，成為日本頂尖級健美選手的人，FFMI大約落在25～26。

一定有很多人擁有比筆者更容易長肌肉的體質，但我從沒聽說過有哪個健身者，從事不需要器材的徒手訓練，可以練到超過這個數值。換言之，負重訓練只要練一年，肌肉量就有可能超越持續從事徒手訓練長達五至十年的人。

成長速度慢，也代表著必須損失與此相當的時間與金錢。「不需要器材或健身房費用的徒手訓練比較便宜」——其實這種想法只限於初期開支，如果以同樣時間需要花費同等的伙食費來看，對於**想要把肌肉練到精壯以上的人而言，徒手訓練不僅要花更多時間，所需的金錢也明顯高很多**。

所以，最好還是立刻展開負重訓練，讓肌肉增加。有時會聽到某些人說：「我沒打算練到很壯，所以我不做負重訓練。」這種想法也是錯誤的。徒手訓練的效果低落，所以要拚命練好幾年才能勉強達到精壯程度。

無論選擇哪種方法，體型都是按照以下分類階段性地成長：「瘦子體型→一般體型→精壯型肌肉體型→厚實型肌肉體型→岩石型肌肉體型」。你只要在對自己的體型感到滿足的那一刻，停止增肌即可。

容我再重申一次，我並不是在否定徒手訓練。我想說的是「倘若你的目的是增加肌肉、

	徒手訓練
好處	沒有時間和地點的限制。 少有運動傷害的危險性。 非常適合當作維持健康或放鬆心情的簡易重訓。 非常適合高齡者及缺乏運動經驗的女性從事。 初期開支為零。
壞處	某些肌肉很難鍛鍊到。 難以調節強度。 強度太弱。 容易做到又喘又累。 無法練出一定程度以上的肌肉量。 難以提升肌力。 肌肉增加速度緩慢。

	負重訓練
好處	變化豐富。 強度可配合自己的程度調節。 沒有必要將自己逼到極限。 易於針對特定部位的目標肌肉練出成效。 難易度低。 可提升肌力。 肌肉增加速度快。
壞處	若是自由重量訓練，可能有造成突發性傷害的風險。 若是在家中做訓練，則需要初期開支。 若是上健身房，需要 6000 ～ 10000 日圓／月的費用。 若是上健身房，則需要花時間往返。 若是上健身房，則有可能受他人視線和健身房氛圍影響。

打造出一副好身材，堅持只做徒手訓練，絕對是事倍功半」。**徒手和負重訓練的好處是完全不同的。請根據你的目的，選擇適合的方法。**

若是想在家做做簡單的健康操，那我會推薦徒手訓練。徒手訓練適合高齡者和缺乏運動經驗的女性，也是用來放鬆心情的好方法，若是對負重訓練有所恐懼，或做起來不適合，那麼從徒手訓練開始做起，也不失為一個好選擇。

「負重訓練比徒手訓練困難」是一種迷思

可能有不少讀者會緊張地想說：「突然間叫我做負重訓練，感覺好難！」一般大眾確實會有「負重訓練很難，徒手訓練比較簡單」的印象，但這完全是誤解。之所以產生這樣的誤解，是因為對許多人來說，負重訓練是從未體驗過的未知數，而徒手訓練大家都做過，自然會覺得比較簡單。

若以維持健康為目的，先從徒手訓練開始做起，也是不錯的選擇。但你若是「想增肌」「想擁有超ＭＡＮ的身材」，負重訓練反而遠比徒手訓練輕鬆又簡單。只要核對增肌的條件，就能理解為何如此。

首先，不同於徒手訓練，負重訓練可以根據自己的程度，自由地調整強度。再者，因為會使用到器材，所以很容易實踐「針對要鍛鍊的肌肉群施加負荷」的重訓基本概念。此外，負重訓練可以降低反覆次數，不容易讓人練到喘不過氣，還能一次鍛鍊多處肌肉群，進而縮短訓練時間。

要讓肌肉長大就必須將自己逼到接近極限（有效次數理論），因此當負荷的強度太弱時，自然就得增加反覆次數。正因如此，徒手訓練不管在身體或精神上，都會變得十分難熬。希望你不要也因輕易信了媒體及網路所充斥的「光靠徒手訓練就能讓肌肉長大」的說法，而浪費了寶貴的時間與金錢。

重訓錯誤3

為了增加負荷而疏忽了動作姿勢

有些人一聽到「重要的是，要持續對肌肉製造超負荷的嚴格環境」，就會以為「拚命增加負荷就好了」，結果無視於姿勢的正確與否，一心挑戰高重量，利用反作用力舉起負重物。但不是只要增加負荷就好，**還是要以「適宜的姿勢」為前提增加負荷**，才能使肌肉愈練愈發達。

所以重訓高階者都非常重視姿勢。著名的美國教練克里斯•阿塞托甚至主張：「初學者需要花四到六個月（最多十二個月）學習動作姿勢。」為了姿勢就要練習四個月以上，聽起來很不切實際，但這句話顯示出，熟稔動作姿勢的重要性，超乎重訓初學者的想像。

到了健身房裡，會看到一些人使用著明顯不符合自己體格的高重量的負重物，一邊利用反作用力，一邊在狹窄的關節活動範圍中進行訓練，然而像這樣利用反作用力勉強舉起沉重的負重，也很難達到使肌肉成長的效果，結果只是淪為滿足虛榮而已。

挑戰看看自己一次可以舉起多重的負重物，這種事可以偶爾為之，但每次都用這麼高的負重，則無法達到訓練效果。這種行為需要立刻停止。這樣不只無法鍛鍊肌肉，還很有可能造成運動傷害。

使用較輕的負重並不是一件羞恥的事，沒有必要打腫臉充胖子，刻意使用較重的負重。更重要的是，沒有必要在乎周遭的眼光，使用適合自己的負重，以正確的姿勢從事訓練，才能成為全場最帥、最迷人的人。

當你訓練到某個程度時，光從體型、姿勢、負重物的重量，就能瞬間看出其他初學者是不是正在打腫臉充胖子，使用過重的負重。健身房裡的時間寶貴，別浪費在做樣子給別人看，好好專注於自己的訓練吧。

重訓錯誤4

將高階者和類固醇使用者的訓練法當作參考

初學者和高階者實際該做的重訓內容，是完全不同的。看到肌肉巨漢，就覺得他們做的訓練，效果一定比較好，這種心情我能理解，但**最有效的重訓其實是使用「符合自身程度的方法」**。

前面也說明過，要讓肌肉長大，就要製造比自己的肌肉能力稍微嚴格一點的環境。一個程度十的人，即使他模仿了程度八十的高階者所做的訓練，他也只能進步到程度十一而已。

對初學者而言，過強的訓練刺激，只會讓肌肉承受不必要的疼痛，導致嚴重的肌肉痠痛，甚至造成運動傷害。重訓不是光靠一次訓練就能一蹴可幾的，因此一步一腳印地持之以

肌肉量的增加與訓練複雜度的示意圖

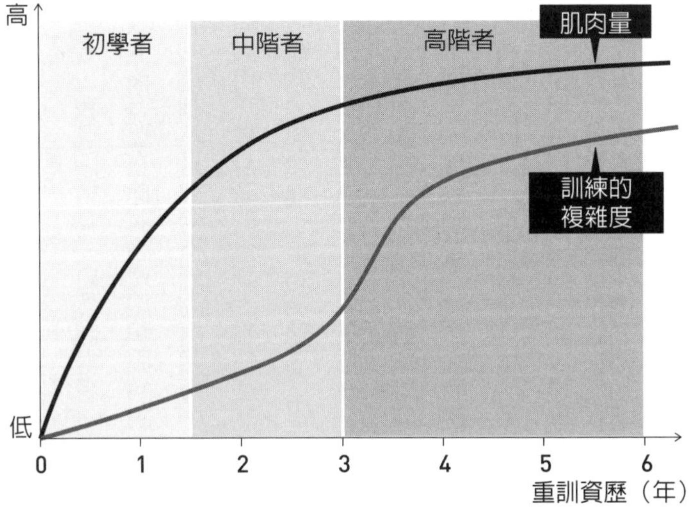

恆練下去，才是唯一的方法。這就是為什麼「持之以恆」是最重要的理論。

高階者之所以會從事打破「基本套路」的特殊訓練，是因為經過了長年的訓練，光靠一般的重訓已經很難再對肌肉產生刺激。再加上，他們從試錯中發現適合自身骨骼等個人特徵的項目或姿勢，才慢慢為自己量身打造出屬於自己的訓練模式。至於初學至中階程度的人，最快的捷徑就只有，把任何人練都能練出成果的基本套路，認真練到滾瓜爛熟。

類固醇使用者和自然健身者的重訓完全不同

另一方面，類固醇使用者（Steroid

User）的重訓法也不值得參考，但理由不太一樣。「類固醇使用者」是指從事重訓時，搭配使用肌力增強劑（同化類固醇：Anabolic Steroid）的健身者的總稱。反之，沒有使用類固醇的健身者，我們則稱為「自然健身者」（Natural Trainee）。

我並沒有要在此討論使用類固醇的正當與否，但你必須理解的是，類固醇使用者與自然健身者的重訓，是完全不同的兩回事。在禁藥被廣泛使用的歐美國家，大家經常會將類固醇使用者與自然健身者的重訓，看作截然不同的事。

具體的差異包括，以類固醇使用者來說，訓練後肌肉合成的提升，會持續較長的時間（一般為三十六至四十八小時左右），復原較快，因肌肉增加量較多而需要大量蛋白質，還能夠一邊減少體脂肪一邊增加肌肉等等。

結果就是，自然健身者與類固醇使用者的重訓法，在訓練量、訓練菜單、次數、頻率、飲食等各個面向上，都會有不一樣的做法。唯一的共同點就只有「訓練的姿勢」而已。

說不定你也會想使用類固醇，輕輕鬆鬆地增肌，但我不建議你這麼做。因為類固醇不但費用高，而且以增肌這個目的來說，副作用的風險又太大。

我們已知，類固醇會增加大腦功能衰退（記憶力、空間認知能力等）、不孕、罹患心肌症的風險。

不僅如此，最嚴重還可能造成死亡。曾出現過因注射失敗而被緊急送醫，最後仍不治身亡的案例。為了肌肉而斷送性命，這實在是太愚蠢了。就算當個自然健身者，也能將肌肉雕塑至令你滿意的程度，因此沒有必要為了輕鬆增肌，付出如此高昂的代價。

3

能以最快速度展現成果的十五項重訓理論

這一節要將重訓金字塔中的要素，一個一個挑出來說明。如果遇到難以理解的部分，可以略過沒關係。再者，想要先知道具體訓練法的人，也可以跳過第三章，先開始進行訓練，再一邊訓練一邊理解理論。

重訓理論 1

想要持續就必須樂在其中及預防運動傷害

重訓不見成效的最大原因，就是在肌肉正要成長時，半途作廢。日本健身房的一年持續率只有百分之十左右，再把幽靈會員算進去的話，推估實際比例只有百分之五以下。也就是說，**要持續從事重訓，比想像中更困難**。如果你要持續從事重訓，首先就必須有「持續不下去是理所當然」的自覺。接下來就要來介紹持續訓練的方法。至於持續整體重訓的條件，則會在第五章說明。

使訓練持續下去的兩項要素

持之以恆最缺之不可的要素，就是「樂在其中」和「不發生運動傷害」。因此，我將這兩項要素（樂在其中、安全），放在金字塔（下一頁）中的「持續」的兩側。

①因為看到成果而「樂在其中」

相信本書的讀者中，應該也有不少人是因為「重訓又痛苦又累人」而無法產生「樂在其中」的感覺。另外應該也有不少人是因為對健身房很陌生，有點恐懼，又沒有特定目標，而難以激起好好練重訓的內在動力吧。

但這些你都不必太在意。一開始，就算動機單純是「我想練出好身材」，只要成就感

訓練上影響成果的要素

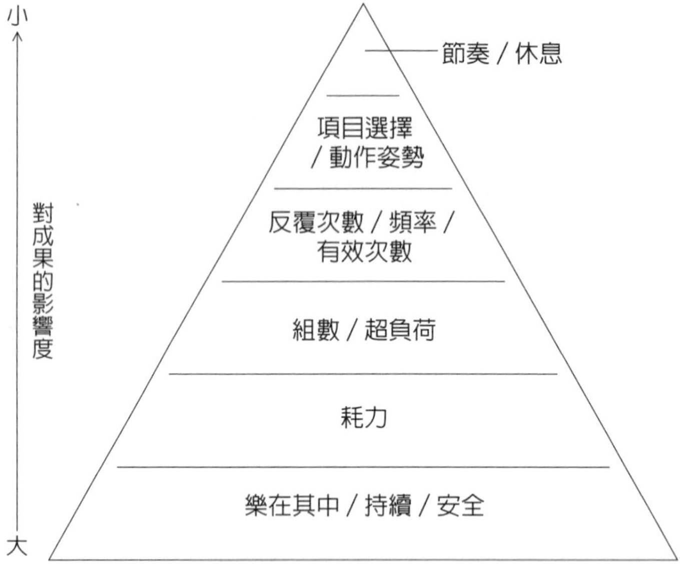

的來源多了，像是開始長了肌肉，或對訓練項目愈來愈拿手後，你自然就會愈來愈樂在其中。在重訓中，感到成長或成果的瞬間，就會有「樂在其中」之感。

人就是會喜歡上能夠得到成長或成果的事物。小時候擅長運動的人，就容易喜歡上運動；不擅長念書的人，就容易討厭念書。日文常說「喜好出精通」，實際上正好相反，絕大多數的時候，反而是「精通帶來喜好」。

我剛開始練重訓時，也不覺得重訓哪裡有趣，但是隨著身體逐漸出現變化，我就愈來愈樂在其中了。一開始就當作受騙，至少先持續三至四個月看看。

雖然每個人多少有些差異，但一定會確實感受到變化，像是肌肉愈長愈大，或使用的負重逐漸增加等等。得到了成果，重訓就會變得好玩。感到好玩後，自然能夠持續下去。只要知道這種驅動自己的良性循環機制，就能跨過「持之以恆」這道困難的高牆。

②盡量避免運動傷害

受傷是持之以恆的最大阻礙。「剛開始上健身房的初學者，因為傷到腰而解除會員資格」「重訓的高階者因為受傷，被醫生下禁令，停練了好長一段時間」──這類事件層出不窮。也許你曾經聽說過「要做重訓就免不了運動傷害」，實際上，長期從事重訓的人，都有過一兩次受傷經驗。尤其，若是對運動傷害睜一隻眼閉一隻眼地繼續練下去的話，甚至會演變成慢性傷害，最後不得不長期靜養，因此一定要特別注意。

然而，**只要做好預防的對策，絕大多數的運動傷害都是可以避免的**。運動傷害的發生模式主要分成兩種，一種是突發性意外，另一種是對關節韌帶造成的慢性傷害。突發性意外包括，仰臥推舉被擊中脖子、深蹲時重心不穩摔倒等等，多半是在從事自由重量訓練時發生。

不過，突發性意外的發生比例很小。正因存在受重傷的危險性，所以大家都會小心提防，而且只要做好安全確認，像是以安全槓（Safety Bar）作為輔助，就能防患於未然。

發生比例最多的類型是關節韌帶的慢性受損所造成的運動傷害。尤其初學者因為姿勢還沒有練到十分穩定，所以會對關節韌帶造成過度的負擔。這時，如果已經多少出現疼痛了，還要勉強繼續的話，就會讓最初一點點的小傷害，慢慢累積成慢性傷害。

要預防這類運動傷害，就必須對肌肉痠痛以外的疼痛保持敏銳。訓練時若感到關節或韌帶等處的疼痛，千萬別咬牙忍耐，而是每次都要重新檢視自己的姿勢。感到疼痛就是姿勢錯誤的證據。

尤其容易受傷的地方是手腕、手肘、肩膀和腰部。這些地方若產生疼痛，就要特別小心。筆者個人的經驗是，我開始從事重訓半年後，不知不覺右手腕就已經受傷了。結果不得不中斷訓練，有一個月以上都無法好好進行訓練。

提不起勁時的「練個五分鐘法」

提升內在動機的有效辦法，就是「直接上健身房」。當工作結束，懶洋洋地提不起勁時，告訴自己「練個五分鐘就好」，然後什麼都別多想地前往健身房。這就是「練個五分鐘法」。我本人很常用這個激勵技巧，我的推特跟隨者中也有很多人親身體驗到其效果。

也許有人會覺得這個方法聽起來很不可靠，但這其實是一項具有科學根據的方法，利用的是一種稱為「作業興奮」的大腦基本性質。與其說「先有幹勁→才行動」，不如說「先行動→才產生幹勁」，這在腦神經科學中是十分基本的認知。你一定也有過許多類似的經驗，例如，開始念書或工作前，明明覺得很提不起勁，一旦開始後，就自然而然地愈來愈投入其中。簡言之，只要去了健身房，自然能投入其中，最後大家都會做滿六十分鐘的重訓才回家。

只不過，訓練開始後，有時還是覺得身體莫名沉重，提不起勁來。這有可能是「過度訓練」（Over Training）或「過量負荷」（Over Reaching）的徵兆，也就是你已處於累積過多疲勞的狀態。在此情況下請暫停訓練，以休息為優先。重訓不能光是讓身體流汗，也要適度讓身體得到休息。

各部位肌肉群以一週二至三次的頻率進行訓練

很多人明明都加入健身房了，卻沒有以適當的頻率進行訓練。那麼，一週訓練幾次，才能得到最高的增肌效率呢？

結論是，**初學者一週至少一次，效果最佳的頻率則是「各部位肌肉群每週二至三次，每次間隔一至兩天」**。請注意，這裡說的是「各部位肌肉群」。

聽起來可能比想像中多，但影響因素繁多，包括神經系統的疲勞復原、從訓練完到適應為止所需的時間、訓練後肌肉合成量的上升時間等等，將種種因素考慮進去後，這可說是最有效的訓練頻率。

從理論上來說，自訓練後開始計算，肌肉合成的上升，至少會持續三十六至四十八小時，大約過了七十二小時就會回到原本狀態。再者，肌肉對於訓練中接受到的刺激所需的適應時間（肌肉增強所需的時間），初學者為四十八至七十二小時左右。

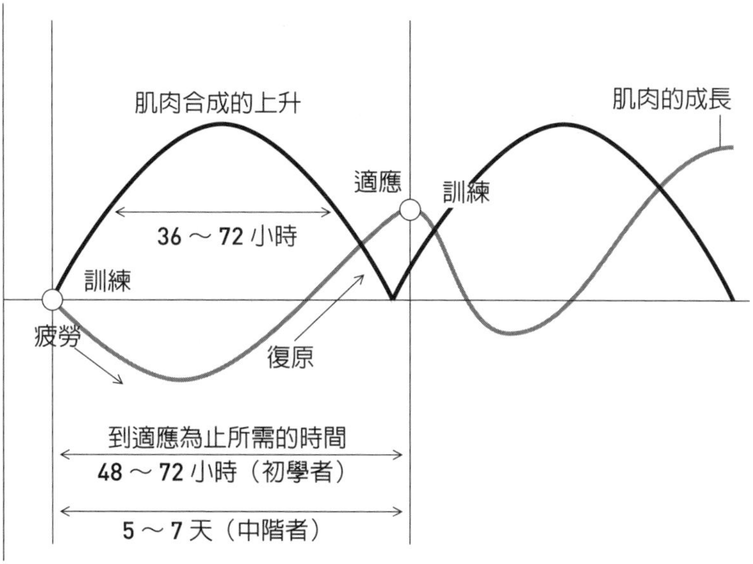

因此，全球各地為初學者所設計的訓練菜單，也都是以各部位肌肉群一週鍛鍊二至三次的全身訓練菜單為主流。中階者則因肌肉量增加，所需復原時間較長，因此是以各部位肌肉群一週鍛鍊兩次的「三分組式循環訓練」為主流。

有一項研究（Schoenfeld BJ，二〇一六年）是將一週一次和一週二至三次的頻率加以比較。這項研究顯示，一週訓練二至三次的人，肌肉增加比例高出百分之三點一。也許有人會覺得「只差百分之三點一而已」，但以成長速度來看，就會產生兩倍的差距。

再加上，另一項比較一週兩次和一週四次的研究（Yue FL，二〇一七年）則顯

訓練頻率與肌肉成長的關係圖

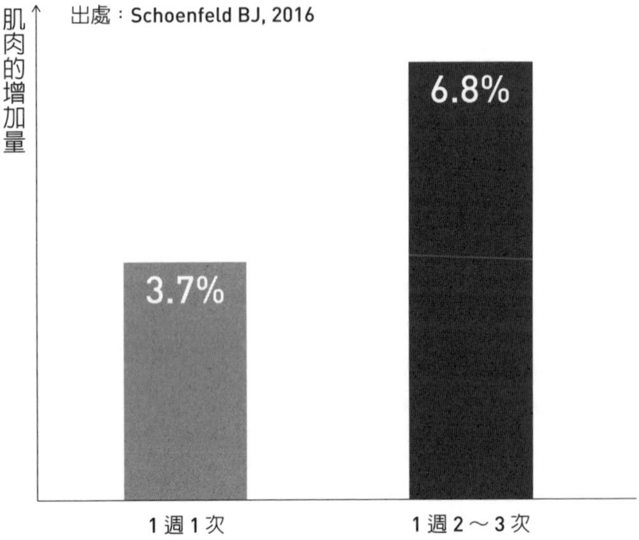

示，兩者幾乎相等（結果是一週兩次稍微好一點點）。因此，現在全球性的主流訓練法，就是採取各部位肌肉群一週鍛鍊二至三次的方式。

雖說如此，也不是非要一週鍛鍊二至三次不可。正如研究報告所顯示，一週只要有鍛鍊到一次，肌肉就會增加。持之以恆才是最重要的事，不妨按照自己的步調，選擇能讓自己持續下去的方式。

至於練到中階以上後，則是一週一至二次效果最佳。中階者和高階者會分組鍛鍊不同部位的肌肉，而各部位肌肉群的訓練頻率則會減少，這是因為訓練量增加，所以需要更長的復原時間。

各肌肉群一週合計訓練「六至十組」

接下來要說明的是訓練量（組數）。以目前的重訓科學而言，主流做法不是看一天的合計組數，而是看一週的合計組數（一週組數）。

其實訓練量太多或太少都不行。只要看了下頁圖表，應該就能理解。初學者是各肌肉群六至十組，中階以上因肌肉增加，所需組數也會增加，所以訓練時組數必須落在十至二十組之間。**請記得，這是「各肌肉群」分別需要的組**

訓練頻率與肌肉成長的關係圖

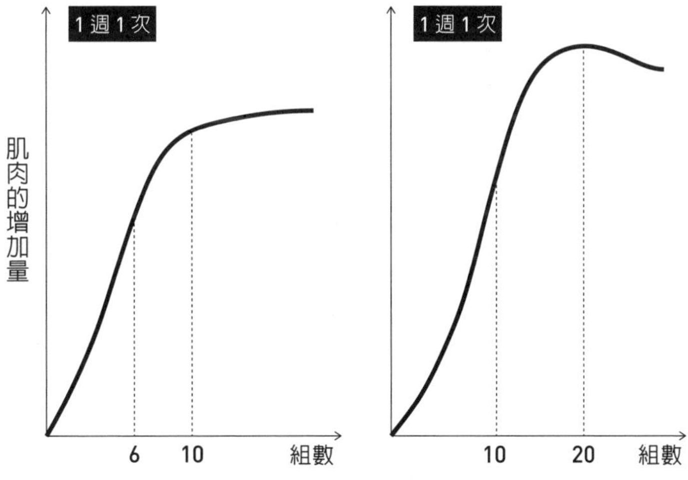

數。

比方說，胸大肌的訓練週一做三組，週四做六組的話，合計就是九組。肩膀、背部、腿部也要以相同的方式訓練，讓全身肌肉得到均衡的鍛鍊。

這個數值是筆者參考健身訓練研究者詹姆士・克里格（James Kreger，佛羅里達大學）所發表的文獻探討，其中對組數做了詳細的分析。這些不單只是顯示研究數據的數值而已，更是許多健身者有切身感受的數字。

此外，我們很難一刀兩斷地劃分初學者和中階者的界線，實際上，訓練是依照「初學者→初中階者→中階者」的順序逐步進階，配合此點，訓練時不妨以「六至十組→八至十五組→十至二十組」的組數範圍慢慢增加，這麼一來肌肉量較容易增加。

一次的訓練有其上限

應該很多人會對一週組數有上限感到疑惑。訓練不是做愈多效果愈好嗎？為什麼不是這樣？這是因為**人類一次能增加的肌肉量是有其極限的。肌肉並不是鍛鍊得愈多，就能增加愈多**。

舉個極端的例子，就算一天做一百組仰臥推舉，也不可能讓胸大肌一口氣變得結實飽滿。能讓肌肉增加的組數有上限，其參考組數為，初學者一週十組，中階者一週二十組。

另外還有一項重點，那就是以少量多次的方式訓練，效果最好。根據詹姆士・克里格的分析，在一次的訓練中，做到十組以上就沒有效果了（垃圾訓練量：Junk Volume）。這個數字也大致符合筆者的經驗法則。

因此，最合理的做法就是，初學者在每次的訓練中，各肌肉群約做三組（中階者約做五至九組），一週合計各肌肉群做六至十組（中階者約做十至二十組）。

重訓理論4

多關節項目反覆八至十二次，單關節項目反覆十至十五次

先介紹一下與反覆次數有關的術語。重訓中，一組的反覆次數以「下」（Rep/Reps）為單位。舉例來說，若要反覆做仰臥推舉十次，我們就會說「仰臥推舉十下」。

另外，我們將一組內所能反覆的極限次數，稱為RM（Repetition Maximum）。舉例來說，如果只能舉起一次就是1RM，能反覆舉五次則是5RM。這些都是重訓常用的術語，請先記起來。

那麼，多高的反覆次數最有效呢？直接說結論，多關節項目（像是仰臥推舉、深蹲等會使用到多部位肌肉群的項目）最好在八至十二下之內，單關節項目（針對單一肌肉群進行訓練的項目）最好在十至十五下之內。大部分的健身者都會以這個範圍的反覆次數來訓練。

因為以這樣的反覆次數訓練，不僅能使肌肉量增加，同時還有望提升肌力。重訓的成果不單只有「肌肥大」，還有「提升肌力」，前者是使肌肉增大，後者是提高相同肌肉量所能發揮的力量。

只要提升肌力，就能讓相同肌肉量所能承受的負荷提高，因為負荷增加，肌肉量的增加效果也會跟著提升。因此，在做重訓的訓練時，不單是要追求肌肥大，還要追求肌力的提高。

輕負重是不是無法讓肌肉增大？

直接說結論的話，和徒手訓練一樣，低強度負重加上二十至三十次的反覆次數，也能達到增加肌肉的效果。研究顯示「1RM的百分之三十以上」的強度就能讓肌肉增加。比方說，仰臥推舉能舉起一百公斤的人，只要練至少三十公斤以上即可。但和徒手訓練一樣，低強度的訓練無法達到提升肌力的效果。

之所以無法提升肌力，是因為當負荷下降時，增加肌肉的肌肥大效果也會下降。目前的重訓科學顯示，只要總負荷相同，就能得到相同的肌肥大效果。

總負荷是指「強度×反覆次數×組數」所合計出的負荷。比方說，若是仰臥推舉一百公斤×十次×三組，合計就是三千公斤。合計的負荷數字愈大，增肌的效果就愈高。再加上，低強度重訓的壞處是會造成精神上的負擔。雖然不需要把自己搞到疲憊不堪就能增肌，但還是必須練到接近極限的五下以內（稱為有效次數理論，之後會再說明）。強度低且反覆次數多的訓練，會讓人每做一組訓練就氣喘吁吁一次，而對精神及肉體都會造成極大的負擔。

換言之，能做到二十至三十次的話，則負重過輕，無法提高肌力；反之，只能做三至五下的高重量，不但無法賺到更多總負荷重量，對姿勢還未固定的初學者來說也十分危險。綜合考慮這些條件來看，多關節項目「八至十二次」以內，單關節項目「十至十五次」以內，既安全又最能賺取更多負荷量，是效果最佳的反覆次數。

順帶一提，開始從事重訓後，最初那段期間因姿勢尚未固定，所以建議從負重輕的「十五次左右」開始練起，這樣較容易掌控負重物。在練到稍微習慣之前，即使是能做十次左右的負重，在感受上重量也會偏高。所以當姿勢固定到一定程度時，再開始挑戰八至十二次即可。

如果之後還是覺得「八至十二次的高重量好恐怖」，那也無須勉強，繼續輕負重的練習也沒關係。正如本書所述，**即使是輕負重也能促進肌肉成長。就算你練的負重較輕，也完全不必感到羞恥**，能夠讓自己持續下去的方法才是最好的方法。只要重訓持續下去，有朝一日必然能挑戰高重量的訓練。

重訓理論5

增加負荷的超負荷原則

訓練時，要創造出比肌肉的能力更嚴格的環境來讓肌肉成長。以理論來說，這就是所謂的**超負荷原則**。因為在重訓中，必須階段性地（漸進式地）使肌肉的負荷超載，所以又稱為漸進式超負荷原則，這是重訓不可或缺的理論。要讓肌肉成長，就一定要讓肌肉超負荷。

使肌肉超負荷的方法眾多，包括縮短休息時間、以更快的速度推舉等等，但增加肌肉最基本的方法就是「循序漸進地增加負荷」。**透過每訓練一次就增加負荷一次，來讓肌肉持續性地成長。**

增加負荷的基本方法

雖說超負荷的基本原則是「循序漸進地增加負荷」，但重訓初期的階段，超負荷的主因，其實是「**將錯誤的姿勢矯正成適宜的姿勢**」。

一邊做動作一邊針對要鍛鍊的目標肌肉群施加負荷、擴大關節活動範圍、以恰當的節奏舉起放下——這些都是讓肌肉在相同的負荷下，獲得更大刺激的重要因素。在重訓的最初期，即使沒有勉強增加負重，肌肉也能在只有進行姿勢改善的情況下慢慢增加。等到姿勢確立後，再逐步增加負荷。

增加負荷的方法分為兩種，一種是增加訓練強度（負重），另一種是增加反覆次數。在訓練中增加負荷的方法十分簡單。若是多關節項目，就是在相同的負重下，以八下為起點，以十二下為目標。達到十二下後，再增加負重，重新以八下為起點，十二下為目標。這是增加負荷最一般的方式，也是達成超負荷的方法。

所謂的負荷，是指訓練強度（負重的重量）乘以反覆次數所得到的數字。

比方說，若以仰臥推舉四十公斤×八下為起點，下次訓練的目標就是四十公斤×九下。達成這項目標後，下一次則是挑戰四十公斤×十下。當自己可以做到四十公斤×十二下時，就將負重增加至四十五公斤左右。這麼一來，又會回到只能推舉八至九下的程度，此時再以四十五公斤×十二下為目標。只要在每次的訓練中，不斷重複這個過程即可。

你將會發現自己的肌肉隨著反覆次數和使用重量的增加而增加。換言之，**重訓就是一種「逐步增加負荷的遊戲」**。重訓絕非對肌肉製造磨難的苦修苦行。

使重訓進化的訓練筆記

眾多重訓高階者都不約而同地說：在重訓上，訓練筆記的效果不同凡響。雖然稱作筆記，但也不需要記載得多麼詳細，使用紙本筆記本或智慧手機都可以，只要單純地記錄使用重量和反覆次數即可。

也許你會想說「我想隨興一點，不想這麼一板一眼」，但**少了這個動作就會使訓練的效果減半**。因為你不可能記得所有項目的使用重量和反覆次數。不知道上次訓練的使用重量和反覆次數，就會讓階段性增加負荷的大原則出現破綻。

當初我開始訓練時，雖然沒有用筆記記錄重量，但是有買較大的月曆，在上面記錄當天的訓練內容和負重。在「逐步增加負重的重訓遊戲」中，這是一項不可或缺的工程。

在運動上，記錄、訓練筆記的重要性，從過去就一直被強調。最近則

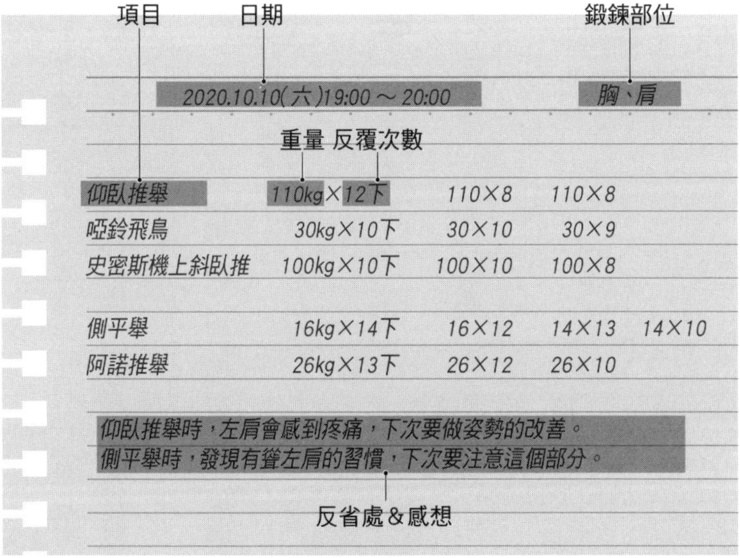

項目	日期			鍛鍊部位
	2020.10.10(六)19:00～20:00			胸、肩
	重量 反覆次數			
仰臥推舉	110kg×12下	110×8	110×8	
啞鈴飛鳥	30kg×10下	30×10	30×9	
史密斯機上斜臥推	100kg×10下	100×10	100×8	
側平舉	16kg×14下	16×12	14×13	14×10
阿諾推舉	26kg×13下	26×12	26×10	

仰臥推舉時，左肩會感到疼痛，下次要做姿勢的改善。

側平舉時，發現有聳左肩的習慣，下次要注意這個部分。

反省處＆感想

訓練筆記

是發現，將自己的變化數值化、明確化的選手，有更出色的表現。
武井壯就是一個很好的例子。武井壯是田徑十項全能的前日本冠軍，目前則是以藝人的身分公開亮相。據說，他曾經天天記錄起床時、出發時、訓練前後、回家時、就寢前的氣溫、濕度、體溫、天候，長達六年，藉此徹底找出能讓自己發揮最佳表現的外在條件。
在做重訓時，沒有必要做到像他這麼徹底。雖然養成習慣之前，會感到麻煩，但還是希望你能了解，最能發揮效果的，就是踏實地做好這道基本功。

中階者持續造就肌肥大的方法

不只一位推特跟隨者問我：「我明明很努力練重訓，卻遇上瓶頸，無法再進步，有沒有什麼解決方法？」因此，這裡要介紹的就是，針對中階者的解決方法。
以下的內容是以「認真投入重訓，資歷二到四年，以岩石型肌肉體型為目標的中階以上健身者」為對象，你若是初學者，可以直接跳到理論6的有效次數理論。
容筆者先介紹一下自己練肌肉時的情況。我在整個增肌的重訓過程中，順利達成一路維持如初學時期般的肌肥大效果。我從FFMI估計值20～21時開始投入重訓，大約兩年

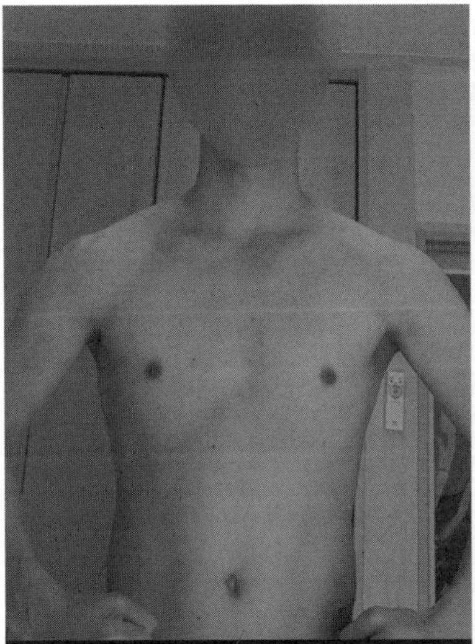
重訓前

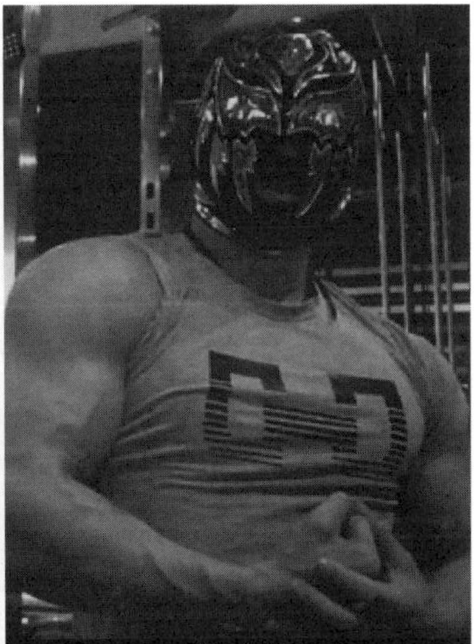
2年半後

半後，達到估計值24（身高一百七十三公分，體重八十三公斤，體脂肪率百分之十三，上臂四十二公分，大腿六十三公分）。中間有段時間沒有辦法花太多時間在重訓上，若非如此，應該不到兩年就能達到相同的變化。

我原本的ＦＦＭＩ值就偏高，這是因為過去的運動經驗，讓我的下半身有較高的肌肉量。關於體脂肪率，雖然我透過多種方法測量，最後都得到相同的數值，但測量出正確的體脂肪率十分困難，所以此處寫的只是估計值，還請見諒。我是全然的自然健身者，不曾使用過任何類固醇之類的肌肥大藥物。

我之所以能在短時間內達成這樣的增

肌，其中當然也包含當時年紀輕輕只有二十幾歲，以及遺傳上的因素，但最大的原因是在於我以科學為憑據，正確地使用了理論性的策略。因為在認真投入重訓的廣大人群中，基因比我優越者，大有人在，但能在短時間內讓肌肉量增加到如此程度的人，卻寥寥無幾。

「理論性的策略」聽起來很高深，實際上要做的事並不難。無論對初學者、中階者或高階者來說，肌肥大的本質都是一樣的，所以要做的都只是普通而理所當然的事。

一個自然健身者若訓練方法得宜，則肌肉量增加的基本模式就會是「第一年約十公斤↓第二年五公斤↓第三年二點五公斤」，像這樣一年比一年減少一半地增加，到了第五至六年時，達到遺傳上的極限。換言之，比照訓練資歷，若肌肉的增加量沒有達這個模型的數值，就表示中間出現了某些問題。

中階以後肌肥大停止的原因

直接說結論，關於中階停止進步的主因，我認為有以下三項。

①熱量盈餘不足。

②睡眠不足、生活壓力沉重。

③沒有確實做到超負荷。

你如果遇到瓶頸的話，原因應該就在①～③的其中一項。若是初學者，即使這三項要求沒有完全達標，肌肉還是會增加，但中階者沒有達到這三項基本要求的話，就很難看到成果。接下來，我就按照順序來解說這三項原因。

①熱量盈餘不足（沒有設定增肌期、減脂期）

體型雕塑的基本方法，包含以下兩種模式。

- **熱量盈餘＝肌肉與脂肪增加＝增肌期（約二至三個月）**
- **熱量赤字＝肌肉與脂肪減少＝減脂期（約一個月）**

練到中階以上，還想使肌肥大持續下去的話，明確劃分出增肌期與減脂期，就變得十分重要。只有攝取到維持體重熱量的程度，不代表無法增肌，只是到了中階以上，若沒有滿足增加肌肉的條件，則肌肥大的速度就會大大下滑。

許多健身者都把重點放在蛋白質的攝取上，但對肌肥大影響最大的，其實是熱量收支。人類的身體機制就是，達到熱量盈餘（消耗熱量小於攝取熱量）時，遠比未達到時，更容易達成肌肥大效果。

因為脂肪是身體所儲蓄的熱量，在脂肪減少的狀況下，如果增加肌肉量，消耗熱量就會跟著水漲船高，對一個生命體來說，這不是合理的選擇。熱量不足，代表面臨生存危機，這時候還把貴重的熱量拿去製造肌肉，增加消費熱量，這是非常矛盾的行為。只有重訓初學者、肌肉記憶保有者和類固醇使用者，才有可能一邊減少脂肪，一邊順利達成肌肥大效果。

練到中階以上還想保持肌肥大效果的話，就必須反覆地製造出增加脂肪和肌肉的增肌期（約二至三個月），以及一邊保持肌肉量一邊減少脂肪的減脂期（約一個月）的循環。順帶一提，何時該進入減脂期，不妨以體脂肪率超過百分之十五的時間點為標準。因為當體脂肪率超過百分之十五時，睪固酮值就會下降。

②睡眠不足、生活壓力沉重

睡眠不足、因處於工作或生活的過渡期而承受過多壓力，在這類狀況下都很難達成肌肥大的效果。睪固酮和胰島素敏感性是合成代謝上的重要激素和機制，它們容易受睡眠與壓力影響，所以睡眠與壓力對肌肥大的影響，比一般人所想像的更大。因此，最好避開工作和生活的轉換期，選擇環境具有一定的穩定程度時，投入重訓。若你正處在睡眠不足或工作壓力大的時期，不妨暫緩增肌計畫，等到環境穩定時再開始增肌。

③沒有確實做到超負荷

①～②的條件並非絕對必要，但滿足超負荷原則，就是肌肥大的必要條件了。肌肥大的基本運作機制是「製造漸進式超負荷，即能產生肌肥大效果」。任何初學者都能達到一定程度的肌肥大，因為只要持續從事重訓，就會在每次的訓練中逐步增加負荷，進而形成漸進式的超負荷。

達到漸進式超負荷的方法眾多，基本方式就是「增加訓練量（負荷）」。因為訓練量（重量×反覆次數×組數）相同，肌肉量就會維持不變。

如果你一個月前的訓練量和這週的訓練量，維持不變的話，那麼這就是你肌肥大停滯不前的原因。容我再說一次，肌肥大是一種「增加負荷的遊戲」。中階以上的人，想讓肌肥大的訓練事半功倍，就要策略性地實踐漸進式超負荷。

中階者的超負荷之所以變得困難，是因為在不斷增加訓練強度與訓練量後，身體需要花更長的時間才能適應新的刺激。因為「訓練↓復原↓適應」的時間變長，所以很難像初學者一樣，可以每訓練一次，就將反覆次數或訓練強度提高一次。身體對訓練刺激的適應，初學者只需要一到兩天，中階者則需要五到七天。

因此，若維持和初學時期相同的訓練間隔，身體便會來不及復原而處於疲勞狀態，造成能承受的負荷下降，結果就有可能因為訓練時偷懶等原因，而無法達成超負荷。

中階以上的人如果訓練不出成效，就表示他不理解這種狀況的變化，而照著初學者的步調進行訓練，結果無法達成超負荷，於是肌肥大停滯不前。如果還是學生身分，年紀輕輕、少有壓力、時間又充足的話，就能透過增加訓練量，強行突破瓶頸，但若是在忙碌的生活中抽空練重訓的社會人士，想單憑意志力，恐怕也很難達到效果。

初學者就算抱著差不多的心態，也能達到肌肥大效果，但中階者就必須策略性地安排訓練，以達到超負荷。

中階者確實達成肌肥大的訓練週期

目前的科學證據顯示，「訓練量（強度×反覆次數×組數）相等，肌肉量就會維持不變」。換言之，健身者必須排定訓練週期，階段性地增加訓練量。

117頁的圖表是筆者參考了健身訓練研究者邁克・伊斯雷特爾（Mike Israetel）的意見所編排出的訓練週期。筆者認為，這是讓中階者持續達成肌肥大效果，最確實的方法（MV、MEV、MAV、MRV留待稍後解說）。

他所提倡的訓練菜單，大約以四到六週為一個週期，利用圖表中的週期來安排各主要肌肉群的訓練內容。週期結束時，就插入一個減量訓練（Deload），待身體復原後，再進入下一個週期。以這種方式反覆二至三次，就是一個增肌期。接著進入減脂期，待體脂肪率下降後，再進入增肌期。當你重複著「增肌期（二至三個月）↓減脂期（一個月）↓增肌期（二至三個月）↓減脂期（一個月）」這樣的循環時，應該就能在身上看出相當程度的肌肥大效果了。

雖然樸實無華，卻也是依循肌肥大的基本原則，最確實有效的方法。關於具體而言該如何選擇訓練項目，今後我可能會在推特等社群網站上，介紹我自創的內容。有興趣的讀者，歡迎參考我的社群網站。

接下來，也是參考健身訓練研究者邁克・伊斯雷特爾所提倡的訓練量理論。詳細內容他已公開在他自己的社群網站上，有興趣的人，不妨上網參考。下面的說明會有一點難度，囫圇吞棗地看過去，只了解一個大概也沒關係。訓練量理論有以下四項指標。

①MV（Maintenance Volume，維持量）

指能維持肌肉的最小訓練量。以一週合計六組左右為參考標準。沒有充分的時間用來訓練的時候，只要做到MV的組數，即能維持肌肉。

②MEV（Minimum Effective Volume，最低有效量）

指達到肌肥大效果的最小訓練量。以一週八至十組左右為參考標準。若要達到肌肥大的效果，就需要MEV以上的組數；若訓練量低於MEV，便無法達到肌肥大的效果。若是初學者，因為無訓練經驗，所以MV與MEV是從相同數值開始起算。之後，MEV的數值會慢慢增加，因此MV是中階者比初學者高，高階者又比中階者更高。

以肌肥大為目的訓練週期				
目的	週	組數	強度	
超負荷	第 1 週	10 組	1RM 的 65%	MEV（達到肌肥大所需的最小訓練量）
超負荷	第 2 週	12 組	1RM 的 70%	MAV
超負荷	第 3 週	14 組	1RM 的 70%	MAV
超負荷	第 4 週	16 組	1RM 的 75%	MAV
超負荷	第 5 週	18 組	1RM 的 75%	MRV（可復原範圍內的最大訓練量）
減量訓練（復原）	第 6 週	6 組	1RM 的 65%	MV

③MRV（Maximum Recoverable Volume，最高恢復量）

指可復原範圍內的最大訓練量。一週內能執行的最大訓練量，也是訓練週期的終點站。參考標準為一週二十至二十五組，但筆者認為，以日本一般的健身者來說，在工作壓力、睡眠不足等因素的影響下，即使只做十五組左右，也有很多人無法復原。

④MAV（Maximum Adaptive Volume，最高適應量）

指達到最大肌肥大效果的訓練量。參考標準約為十至二十組。須注意的是，只有MAV不是固定的數值。訓練週期是以MEV（達到肌肥大所需的最小訓練量）為起站，以MRV（可復原範圍內的最大訓練量）為終點站。

這些數值會因肌肉群的部位不同而有所差異，參考數值為MEV約八至十組，MAV約十至二十組，MRV約二十至二十五組。每個人也會有個人差異，因此只能一邊持續訓練，一邊找出最符合自己的數值。

在中階的階段，就要這麼策略性地從事訓練，應該十分困難，但只要認識肌肥大的理論，就一定能成為重訓上的助力，因此筆者在此使用了一些篇幅介紹。

重訓理論6

有效次數理論——最後極限的五下才能發揮效果

這麼說也許你會感到意外，但**科學證明想要增肌「不一定要把自己逼到極限」**。事實上，肌肉成長所需的，不是強迫自己練到疲憊不堪，而是「最後極限的五下」。

最後極限的五下，我們稱為「有效次數」（Effective Reps）。例如，對10RM（能舉十下的負重）來說的第六至十下，對12RM來說的第八至十二下，對30RM來說的第二十六至三十下，為其「有效次數」。

換言之，練重訓時，即使最後保留一些剩餘力量，還是能讓肌肉充分獲得成長。而且，最後保留餘力，反而是國際上建議的做法。實際上，海外職業教練所編排的訓練菜單，絕大部分都是「在每組的最後，保留一至二下的剩餘力量」。

為何最後極限的五下能使肌肉成長

最後極限的五下之所以十分重要，是因為當肌肉疲勞到接近極限時，才能啟動運動單位較大（一個運動神經所控制的肌纖維數量較多者）的快縮肌纖維。鍛鍊這種快縮肌纖維，能使肌肉增大。

肌肉是根據名為「大小法則」（Henneman's Size Principle）的機制運作，若提舉重量輕（低強度）的物品，就只會使用到慢縮肌纖維；若提舉重量重（高強度）的物品，因為光靠慢縮肌纖維力量不足，所以會連快縮肌纖維一起啟動。但快縮肌纖維中，真正力道強而有助於肌肥大的纖維，會如同大絕招般留到最後一刻啟動，當其他肌纖維都到達疲勞而使盡力氣的極限狀態時，才會啟動。

有效次數理論

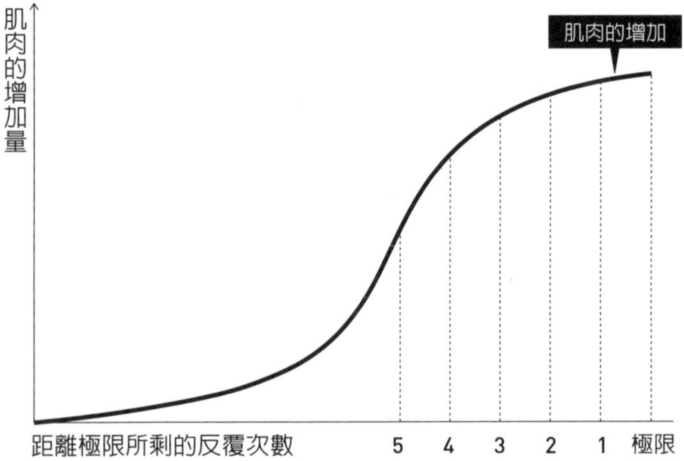

在做每一組訓練時，剛開始可以輕鬆地舉起放下負重物的動作，到了後半接近極限時，就會變成只能以緩慢而遲鈍的動作舉起放下。當我們痛苦地做著這種動作的時候，正是肌肉成長的時刻。

只不過，如果做的是低強度（輕負重）的訓練，則很難明確界定何時才是最後極限的五下，因此必須強迫自己練到疲憊不堪。在各組訓練中，舉了二十下跟舉了二十四下的差別，其實很微妙。倘若，實際上能舉二十四下，但以為自己的極限是二十下，而在十八下左右結束的話，那就等於該組訓練未達到有效次數。因此，那些透過徒手訓練，實踐運動員般的體能鍛鍊，而練到肌肉壯碩的健身者，才會根據自己的親身經驗說：

「必須將自己逼到極限。」

雖然在科學上無法很精確地說，多少反覆次數才算是低強度訓練，而必須將自己逼到極限，不過，當你的訓練的反覆次數超過了基本次數的八到十二下時，就表示你必須強迫自己做到極限才行。

強迫練到極限是錯誤的重訓方式

大多數的日本人都以為「重訓就是要強迫自己練到極限才有效」。但在使用負重物的高強度訓練中，**「刻意在還有一到二下的剩餘力量時結束」，效果比練到極限更好**。因為初學者若在訓練中，一直強迫自己練到極限的話，就會產生各式各樣的負面效果，像是總負荷下降、無法維持正確姿勢、需要花更久的時間復原、因為氣喘吁吁而造成精神上的負擔等等。

職業教練所編排的一般性訓練菜單，會考慮到這些負面效果，因此不會將所有的項目都安排成要練到極限，大多數的項目會在極限前的一至二下停止。最常有的編排模式是，只有將當天的最後兩個項目，安排為練到最後極限。

有人說，只有在日本才會看到，男女老幼在健身房裡練重訓時，全都強迫自己氣喘吁吁地練到極限。據說，有歐美的健美選手在日本的健身房，看到所有人都這樣訓練時，感到十分驚訝。日本的常識，出了日本就不再是常識，苦修苦行般強迫自己練到極限的重訓，在國際上是屬於非主流的訓練方式。

並不是「造成精神上重大打擊，就等於好的重訓」。這種誤解很可能是來自於，學校社團對許多日本人所造成的深遠影響。日本的學校社團活動，主要是以軍隊教育的價值觀為基礎，比起科學性地提升運動技術，更在乎精神上的鍛鍊。

希望你不要將這種錯誤方式也使用在重訓上。重訓是一門科學，「訓練＝精神面的磨練＝有效」是完全錯誤的想法。

選擇多關節項目為主的訓練方式

重訓項目大致分為兩種——多關節項目（複合式項目）和單關節項目（孤立式項目）。「多關節項目」是指同時鍛鍊兩種以上肌肉群的項目，例如仰臥推舉、深蹲、引體向上等。至於二頭彎舉（Bicep Curl，鍛鍊肱二頭肌的項目）、側平舉（Side Raise，鍛鍊肩部肌肉的項目）等針對某單一肌肉群進行鍛鍊的，則稱為「單關節項目」。

從事重訓時，只要沒有特殊目的，**無論是初學、中階或高階，訓練上的最基本原則，都是以多關節項目為主。**

多關節項目所使用的重量，能達到單關節項目的三至十倍以上。練仰臥推舉時，不只胸大肌，還能鍛鍊到肱三頭肌、肩部肌肉；練硬舉（Deadlift，將地面的槓鈴抬舉至腰部的訓練項目）時，則能鍛鍊到腿部和整片背部肌肉。因此，尤其對於肌肉量較少的重訓初學者來說，先從事多關節項目的訓練，增加整體肌肉，是十分重要的事。

單關節項目是輔助性的訓練項目，用來鍛鍊多關節項目比較鍛鍊不到的特定部位。即使練到中階以上，在訓練比例上，也是採取百分之七十到八十的多關節項目，百分之二十到三十的單關節項目，用單關節項目重點式地鍛鍊成長較遲緩的肌肉。

最糟的訓練方法就是，身為初學者卻一味地練單關節項目。這樣肌肉當然不會有太大的增長。基本上，初學者要練的單關節項目，就只有「手臂的訓練而已」，因為這是多關節項目較難訓練到的部位。

初學者該做的多關節項目，最常聽到的就是健身項目的三巨頭（仰臥推舉、硬舉、深蹲），但筆者並不同意。深蹲是不可或缺的，但仰臥推舉和硬舉的優先順序不見得這麼高。這三個項目，純粹是因為在健力比賽中被採用才會受到推崇，仰臥推舉的難度超過一般所認知，是一個注意事項特別多的項目，可以用其他項目替代。

硬舉對日本的無重訓經驗者來說，也是一種高難度的項目，而且在日本，硬舉有時候會因噪音問題而被健身房禁止，或是健身者在訓練時發出聲音而遭旁人白眼。雖然硬舉能鍛鍊到整個身體後側，十分值得一練，但以日本健身界的現狀來看，很難當成非練不可的項目。

積極導入單關節項目的時間點（適用於中階者）

需要開始導入單關節項目的時機，是在完成初學者訓練菜單之後。進入中階以後，每個人肌肉增長方式會出現差異，這時就要開始導入適合自己的單關節項目，針對弱點部分加強鍛鍊。

個人差異的出現，主要來自於過去的運動經驗、骨骼差異等複合性因素。即使以相同的姿勢訓練相同的項目，每個人所使用到的肌肉，也會有細微的不同，因而產生訓練成果的不同。

常見的類型可分為胸大肌發達型和肩部發達型。若是胸大肌發展較遲，可加入能針對胸大肌鍛鍊的單關節項目（飛鳥類項目）；若是手臂發展較遲，可選擇能鍛鍊肱三頭肌的單關節項目，積極訓練。這樣就能加強弱點，均衡鍛鍊各部位肌肉群。

初期的目標是正確地學好姿勢

初學者的訓練中，最重要的第一個目標，就是「學好姿勢」。因為重訓的姿勢，就像棒球的揮棒姿勢、高爾夫的揮桿姿勢一樣重要。

沒有適宜的姿勢，既打不出安打，也打不進八十幾桿。同樣的道理，從事重訓沒有適宜的姿勢，就不可能事半功倍地增肌。正因如此，世界各地的教練和重訓高階者，才會異口同聲地說「姿勢很重要」。筆者過去從事過棒球、足球、手球、田徑等多種運動，根據自己的親身體驗，我認為和這些運動相較之下，姿勢之於重訓又尤為重要。

姿勢的四項重點

關於重訓的姿勢，有四項重點必須遵守。在訓練初期，只要遵守下列要點，並逐步增加負荷（達到超負荷狀態），就能使肌肉成長。

①使用到要鍛鍊的目標肌肉

學習姿勢的第一項重點是，必須使用到該項目要鍛鍊的目標肌肉群，例如「練仰臥推舉要使用到胸大肌」「練引體向上要使用到背闊肌」。每個訓練項目都一定有它所要鍛鍊的目標肌肉群，因此刺激目標肌肉群，就是第一個必須突破的關卡。

無論練哪個項目，一開始不知道如何使用自己要鍛鍊的目標肌肉群，是理所當然的事。明明要練胸大肌卻練到手臂，或者，明明要練背部卻練到手臂，這都是很正常的現象。拚了命地訓練，結果想鍛鍊的肌肉一直遲遲沒有起色——這是重訓初期的難關。

②採取最大關節活動範圍（Full Range）

學會使用目標肌肉後，接下來的重點就是將動作做到最大的關節活動範圍。「有效的訓練＝針對要鍛鍊的目標肌肉施加負荷，同時將動作做到最大關節活動範圍」，這是重訓的最基本原則。

最大關節活動範圍是指，盡可能將肌肉曲伸至最大的姿勢。基本上，關節活動範圍愈大，重訓效果愈高。順帶一提，「最大關節活動範圍」的英文是「Full Range of Motion」，簡稱為「Full Range」，這是重訓中的常見術語，不妨背起來。

在健身房裡，有時會看到健身者，在上下大約只有五公分的極小關節活動範圍裡，練著高重量的仰臥推舉，若非特殊情況，例如訓練健力，千萬不要模仿這種訓練方式。相較之下，以較輕的重量做到最大關節活動範圍，效果反而好得多。也有人是仰臥推舉只練到六十公斤左右，卻有著完美的胸大肌。

③能用自己的意志控制負重物的軌道

這一項是以能否依照自己的意志，確實做好①和②為指標。若是使用過重的負重物，超過自己所能控制的範圍，就不可能做到「針對目標肌肉施加負荷，將動作做到最大的關節活動範圍」。

④做動作時不會感到疼痛

只要練重訓，就有可能受傷。在你身上也極有可能發生，一定要注意。由於練到一百公斤以上的重量，已然成為常態，可能很多人都將此視為理所當然，但冷靜思考就會知道，日常生活中，我們不可能去舉一個一百公斤以上的重物。當我們把一百公斤以上的重物扛在肩上做深蹲、撐在雙臂上做仰臥推舉時，當然會對關節韌帶造成極大的負荷。如果訓練時姿勢不當，還勉強增加負荷的話，關節韌帶很快就會因為累積大量疲勞而受傷。

訓練時若出現「肌肉痠痛以外的疼痛」，就不要勉強繼續，一定要重新檢視自己的姿勢。防範重傷及慢性傷害的關鍵，就在於此時你有沒有停下來自我調整。

此外，請記得，仰臥推舉是健身房中唯一一種會殺死人的項目。據說，全球每年都有幾十人在練仰臥推舉時，因為砸中脖子的意外事故而死亡。近年，日本的健身房裡也開始出現相同的意外事故，因此一定要特別留意。尤其在人潮稀疏的時間帶，即使被槓鈴砸中也不會有人發現，所以絕對不能輕忽安全措施，例如加裝安全槓等。

運動神經好的人的運動訣竅

筆者認為，運動神經好的人自然養成的習慣，能幫助一般人學好正確姿勢，因此花些篇幅介紹。

為何有些人擅長運動，有些人不擅長運動，你是否曾對此事感到困惑？雖然大家傾向於用「運動神經好壞」一句話帶過，但其實在大腦運作到實際身體運作的過程上，這兩種人有著全然不同的模式。

在腦中就已想像出動作

無論是棒球的揮棒、足球的踢球，還是重訓的仰臥推舉，不先在腦中想像正確的動作，就絕不可能把動作做好。理解這一點與否，正是擅長運動和不擅長運動的人的差異。

我以前就讀的大學裡，有一位教授是某項國家體育隊的前教練，且被稱為日本最會指導射球姿勢的人，他反覆對我們這樣說：

「是指導者，就要示範正確動作給選手看！自己無法示範的話，用影片或其他什麼都好。在學生面前拿不出示範，就不能叫做指導。」

這就是在說，能在腦中想像出適當動作，比什麼都重要。有些初學者對於姿勢，事前完全沒研究，就開始投入重訓，這就如同平常幾乎不做菜的人，不看食譜就開始做一道新的菜色。這樣的重訓當然無法產生好的效果。

想像動作與現實動作絕對有誤差

想像動作和現實動作之間，差距比你以為的還要大。請你試著將自己走路的樣子，用智慧手機錄下來。你應該會發現，自己的走路方式跟原本想像的不一樣，像是會駝背、會晃動肩膀等等。

如果在練重訓時，也像這樣將自己的動作錄起來檢查，你很可能會驚訝於實際與想像間的差距之大。這點在初學者身上尤其顯著。大家都誤以為自己理所當然地能做出想像中的動作。用第三者的角度檢查自己的姿勢，能幫助你找出可以改善的細節。

以上是運動神經優異的人，會自然做到的習慣，他們不僅想像能力強，而且想像動作與實際動作的誤差極小。所以即使是第一次接觸一項運動，他們也會事前在影片上觀看專業選手的動作，先將肢體的使用方式貯存在腦中，並且一開始就做出完成度高達百分之七十左右的動作。

要學好正確的重訓姿勢，需要經過以下四個程序。

①透過影片或書籍，理解正確姿勢。
②能在腦中想像出該姿勢。
③實踐看看（絕對無法跟想像中一樣）。
④利用錄影，修正想像動作與實際動作的誤差。

理解了這一連串的流程，就能讓你在姿勢的學習上事半功倍。

私人教練課的CP值很高

雖說如此，一個初學者要自行學習、自行修正姿勢，現實上是很困難的。這時不妨請教練或肌肉壯碩的友人來指導你。

老實說，沒有什麼投資的CP值，比初期的私人教練課更高。任何事從零到一的階段，都是最辛苦的。與其像隻無頭蒼蠅，磕磕碰碰地學習，不如請人指導帶領，直到自己能獨當一面地進行訓練為止。

如果你身邊沒有肌肉壯碩的友人，又不捨得花錢請私人教練，那麼我建議你請健身房中肌肉壯碩的工作人員，短時間指導你。一般的健身房，都至少會有一名重訓中階以上、肌肉壯碩的工作人員在現場。基本上，肌肉壯碩的人都喜歡被初學者依賴，很願意教導，因此只要你開口，對方應該都會欣然答應。

重訓理論9

俐落地舉起，用心地放下

以「一到兩秒舉起，一到兩秒放下」的速度執行。在動作節奏上必須注重的是，要將重點放在放下的動作上，一邊用你要鍛鍊的目標肌肉承受負荷，一邊用心地實踐放下這個動作。重訓高階者之所以常說「負重是為了放下而舉起的」，是因為這一動作，能對肌肉成長發揮重要作用。

舉起動作到了一組的後半時，會因疲勞而自然放慢速度，此時自己控制範圍內能做到的事很少，所以不必特別注意哪個地方。**在感覺上，你若是用一倍的時間做舉起動作，就用約一點五倍的時間放下，那麼你的姿勢應該就能對肌肉產生效果**。

該注意的是，動作不能太慢。有些人會因為太小心翼翼，而做得過於緩慢，但研究顯示，舉起放下的合計時間若「超過八秒」，訓練效果就會下降。

因為過慢的動作很難使用到快縮肌纖維（Type II），而會造成肌肥大效果的低下。紐約大學的研究報告（Schoenfeld等人，二〇一六年）指出，只要在二至八秒的範圍內，就能得到相同的肌肥大效果。你只要自己試著做做看就會發現，三到四秒舉起，三到四秒放下的動作，會因為動作太慢而無法保持專注力，是不切實際的做法。

從強化肌力的角度來看，動作緩慢也是有問題的。動作快速的話，即使沒有做到很重的重量，也會使用到快縮肌纖維（Type II X或Type IIa），因此能達到增強肌力的效果，動作緩慢則不具此效果。增強肌力是增肌（增加負荷）的要素。

需要爆發力的運動員在做負重訓練時，會以快速的動作鍛鍊爆發力。像是爆發上搏（Power Clean）、爆發抓舉（Power Snatch）等的項目，這些應該很多人都在影片中看過。

重訓界從缺乏科學佐證的時代開始，就根據健身者的經驗法則，提倡「爆發式的上舉，以及邊撐住邊放下」的重要性。從科學的角度來看，這樣的說法也是正確的。

重訓理論10

為了在訓練時有好的表現，中間休息時間要夠長

目前的重訓科學認為，組與組之間的休息時間較長，效果較好。具體而言，至少休息一到三分鐘，讓神經疲勞復原、呼吸恢復正常，再進入下一組或下一個項目。當運動表現保持一定水準時，才能有較高的訓練強度和較多的反覆次數，訓練效果也會提高。

過去曾有一段時間，重訓提倡「較短的休息時間，能活化成長激素，效果較佳」。如今，成長激素與增肌效果之間的關聯性遭到否定。因此，美國運動醫學會的參考指南，也建議將休息時間拉長至三分鐘以上。

訓練時確切的休息時間，會根據項目而有所不同。雖然有個人差異，但一般來說，初學者在做深蹲、仰臥推舉等使用到多重肌肉群的多關節項目時，呼吸較容易喘，因此要休息兩至三分鐘。至於主要只鍛鍊單一肌肉群的單關節項目，像是二頭彎舉，則可休息約一至兩分鐘。

重點在於，不必等到呼吸完全恢復，所以不要漫無止境地休息，當呼吸恢復到一定程度時，就要迅速進入下一組或下一項訓練。運動經驗較少的人，趁初學時期將心肺功能鍛鍊起來，也是十分重要的事。

升級至中階、高階後，肌肉量及訓練強度都會增加，因此也會需要更長的休息時間。若是深蹲等使用到大肌肉群的項目，經常需要休息到五分鐘以上。無論如何，只要配合身體狀況，確保足夠使呼吸恢復的休息時間，保持一定水準的運動表現即可。

重訓理論11

記住十一種肌肉群的位置與動作的起止點

起點與止點雖然是一般不常聽到的專業術語，但只要記住這項知識，就能讓訓練的難易度大幅下降，因此十分重要，而且沒有什麼艱澀的內容。起止點單純是用來指出肌肉的位置，也就是指肌肉附著在骨頭上的兩個端點。起點與止點，合稱「起止點」。

肌肉的種類

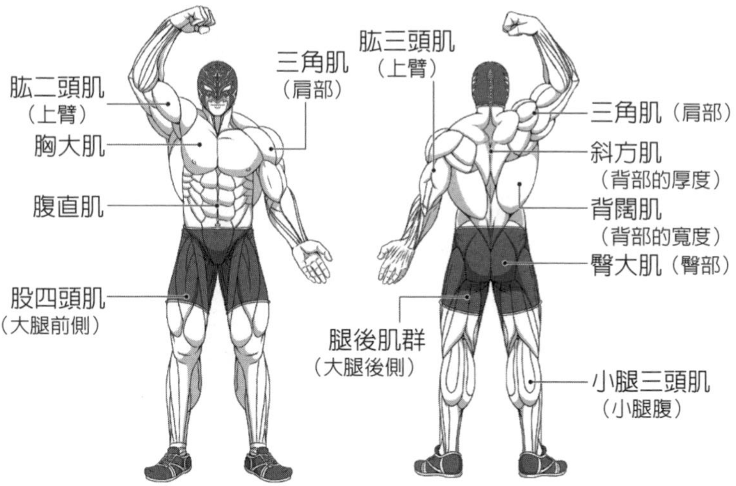

有沒有記住起止點的位置，是重訓的成敗關鍵。因為一項重訓原則指出，將肌肉兩端（起點與止點）拉近的動作，能夠鍛鍊到該肌肉。而我稱這項原則為「**起止點法則**」。

知道了「起止點法則」，就能輕鬆地理解，怎樣才是正確的訓練姿勢。以練仰臥推舉為例，為何要維持住收肩胛（將肩胛骨內收下壓）的姿勢？為何要讓胸腔擴張（伸展動作）？為何會刺激到肱三頭肌（上臂下側的肌肉）、三角肌（肩部的肌肉），而不是胸大肌？只要知道怎麼樣才是將胸大肌的起點與止點拉近的動作，自然能明白以上問題的答案。

先別管那些艱澀的道理，只要按照常識來思考，你不覺得明明是要訓練肌肉，卻完全不知道肌肉在哪裡，是一件很不合理的事嗎？一邊訓練的同時，還一邊懷疑自己現在究竟在練哪塊肌肉的話，就會變成不講科學，只憑感覺的花拳繡腿了。

需要記住的肌肉群只有「十一種」

請放心，因為需要記住的肌肉群不多，只要先記住主要的肌肉群即可。**要記住的只有十一種（胸大肌、三角肌、肱三頭肌、背闊肌、斜方肌、肱二頭肌、腹直肌、臀大肌、股四頭肌、腿後肌群、小腿三頭肌）**。記住這十一種肌肉群的兩端位置（起點與止點）。

人類的身體上有超過四百種骨骼肌，能夠當作重訓的目標肌肉加以鍛鍊的肌肉群，數量不多。主要的十一種肌肉群以外的小肌肉群，是作為輔助使用的，因此只要鍛鍊主要肌肉群，其他肌肉自然也會被鍛鍊到。

雖說記住，但也沒必要連詳細位置、哪一端為起點、哪一端為止點，都背起來。能在自己身上指出位置即可。應該只要大概二十分鐘就能記住，這二十分鐘會讓你的重訓進入一個完全不同的層次，所以沒有理由不把這些肌肉群背起來。

肌肉痠痛不是促使肌肉成長的因素

很多人說「不感到肌肉痠痛，就會覺得沒訓練到」，**但令人意外的是，肌肉痠痛跟肌肉成長毫無關聯**。因為肌肉痠痛純粹是肌肉損傷所造成的發炎，以痠痛的形式，通過感覺神經傳達至腦部的結果。換言之，肌肉痠痛不會讓肌肉大量增加，也無法當作肌肉成長的指標。

舉例來說，長時間的跑步會造成肌肉痠痛，但跑步並不是肌肉成長的原因。另一方面，一些運動像是騎自行車，並不會造成肌肉痠痛（其機制留待稍後解說），練重訓時，三角肌（肩部的肌肉）雖然不容易痠痛，但卻會和其他肌肉一樣成長。

真正好的訓練方式，是「練到肌肉痠痛的前一刻停下來」。基本上，所有嚴重的肌肉痠痛，都可以看作是「準受傷」的狀態。

再說，每次訓練後都肌肉痠痛的話，反而更令人感到困擾吧？一旦肌肉痠痛，就會影響到下次的訓練，甚至可能對日常生活造成不便，尤其是初學者。還有研究報告指出，在一項以無訓練經驗者為受試者的腿部屈伸（腿部訓練）實驗中，他們強迫受試者練到疲憊不堪，徹底引起肌肉痠痛，結果要花一個月以上時間才能復原。

初學者貿然進行激烈的訓練是相當危險的，之後可能造成更多麻煩。建議剛開始從事重訓一到二週之內，不要立刻做到滿，先給自己較低的負荷，等身體適應後，再展開正式的重訓。

若發生肌肉痠痛，只要是輕微的症狀，就可以繼續照常練習。若是嚴重的肌肉痠痛，很遺憾地，就必須完全暫停訓練，最多只能以低重量來做姿勢的練習與矯正，為復原後的訓練做準備。

產生肌肉痠痛的機制

肌肉痠痛的專業術語是「延遲性肌肉痠痛」（Delayed Onset Muscle Soreness，DOMS）。「延遲性」是指肌肉發生損傷，到實際感到疼痛，要經過幾小時乃至兩天的時間。延遲的原因是，從肌肉上出現細小傷口，到發炎後產生的組織胺等刺激物質抵達感覺神經，需要一定的時間（目前肌肉痠痛的機制有諸多假說）。

你該知道的是，**肌肉痠痛是放下槓鈴、啞鈴的動作所造成的**。這種與重物的拉扯力對抗的肌肉收縮方式，我們稱為離心收縮（負向動作、拉長性收縮）。

順帶一提，離心收縮（放下槓鈴）產生肌肉痠痛的機制，說明不易，但簡單來說就是，因為使用的肌纖維的數量減少了。放下槓鈴時使用的肌纖維，比舉起槓鈴時少，因此放下時負荷會集中在部分的肌纖維上，造成肌肉損傷，進而引發肌肉痠痛。

所以，沒有離心收縮的自行車運動，只要是以一般的姿勢騎乘，就不會產生肌肉痠痛。你或許曾經在騎自行車後，感到乳酸堆積所帶來的肌肉疲勞感，但應該不曾有過因騎自行車而產生過肌肉痠痛的經驗。順帶一提，反過來說，舉起槓鈴或啞鈴的動作，稱為向心收縮（正向動作、縮短性收縮）。向心和離心是重訓中經常使用的術語，可先將這兩個詞記起來。

雖說如此，但千萬不要誤以為離心收縮是多餘的。我們的確不需要強烈到會產生肌肉痠痛的刺激，但給予肌纖維適度的刺激，仍舊重要。連重訓高階者都說，訓練是為了做放下槓鈴的動作，可見離心收縮是重訓不可或缺的要素。

肌肉痠痛也有好處

肌肉痠痛並非全無好處。從科學的角度來看，肌肉痠痛是沒有必要的，但從現實的角度來看，偶爾產生適度的肌肉痠痛，重訓比較容易進步。

首先，肌肉痠痛能在心理層面給予我們高度的充實感，能帶來重訓的達成感、內在動機的提升等效果。肌肉痠痛就像是專注投入訓練的證據，雖然或多或少需要承受一些肌肉的不適感，卻能得到難以解釋的充實感。尤其中階以上的人，因為已經習慣了訓練的刺激，少有機會感到肌肉痠痛，久久一次的肌肉痠痛，能讓自己體認，自己還有進步的空間。

另一項好處是，**它能成為鍛鍊到目標肌肉的訊號。這對初學者來說，十分有幫助**，因為初學者不知道什麼樣的感覺才是「針對目標肌肉施加負荷」，而分不清自己有沒有鍛鍊到目標肌肉，有沒有確實完成訓練。

舉例來說，原本要用仰臥推舉鍛鍊胸大肌，卻鍛鍊到肱三頭肌（手臂的肌肉）的狀況十分常見，但若胸大肌產生肌肉痠痛的話，就能證明自己確實鍛鍊到胸大肌了。我還記得，我也曾在練仰臥推舉後，因胸大肌產生了肌肉痠痛而十分感動。

不過，嚴重的疼痛感或每次訓練後都產生肌肉痠痛，就是不應該出現的狀況了，請千萬不要誤會。尤其，從事離心訓練、強迫反覆法（Forced Repetitions）等高階的重度訓練時，更需要嚴加注意。有些教練會教導初學者和中階者這類高階技巧，與其說是完全沒有教導必要，不如說是教了反而會對學生造成危險。

筆者實在無法理解為何要使用到強迫反覆法（在輔助者的幫助下舉起自己舉不動的負重物的訓練法）。這種訓練是針對一般的訓練都已經做盡、已練到岩石型肌肉體型的高階者，還想要繼續增肌時，才需要用到的方法。一開始，還是必須從能以一己之力舉起的重量開始訓練起。

重訓理論13

訓練前後不需要做靜態伸展

訓練前做伸展動作的想法，如今已經徹底過時。許多人這麼做，應該是為了預防受傷、提升運動表現，但**遺憾的是，研究證實訓練前的靜態伸展毫無意義。**

不僅不具有預防受傷的效果（Jeppe Bo Lauersen，二〇一四年），甚至會造成負面影響，因為如果做得過於仔細，就會出現肌力降低（肌力下降百分之五點四）等狀況，進而影響運動表現（Luka Simic，二〇一二年）。雖然研究報告的可信度參差不齊，但上述研究結果都具有高可信度，在科學上可說是「幾乎已確定的事實」。

這裡說的伸展是「靜態伸展」，也就是一般人印象中，會在體育課上課前做的拉筋動作——一邊拉伸肌肉，一邊靜止十五秒左右的動作。健康操、或足球選手在比賽前會一邊跑跳一邊做的巴西操，則完全不同，這是屬於「動態伸展」。運動前的動態伸展能提升體溫、擴大關節活動範圍，因此有預防受傷、提升運動表現的效果。

如果你習慣在運動前做靜態伸展的話，今後請改成做動態伸展。如果不知道該怎麼做，可以從健康操中挑選幾組自己喜歡的動作，或是上網搜尋「動態伸展」。如果像我一樣肩部關節僵硬的人，也可以專做肩部的動態伸展動作。我曾向指導職業運動員的物理治療師，請教有哪些動態伸展動作，而我在訓練前固定都會做其中的三項肩部動作。

若無特殊理由，則沒有必要在運動前做伸展動作當作暖身。

不過，你若是「不在訓練前做靜態伸展，就覺得渾身不對勁」的話，一般認為靜態伸展不超過三十秒，就不會影響運動表現，因此只要控制在這個範圍內即可。

訓練前的暖身方法

暖身效果最好的是，依序做動態伸展→針對性暖身動作（Specific Warm-Ups）兩項暖身。暖身的目的在於預防受傷和提高運動表現。預防受傷和提高運動表現，能讓訓練帶來更高的肌肉成長。因此暖身需要有①體溫上升，以及②活化神經迴路的效果。

針對性暖身動作是指，訓練前先以較低的強度做相同的動作。舉例來說，在從事六十公斤的仰臥推舉前，先以二十公斤→四十公斤→五十公斤的順序，階段性地提高重量，最後才進入主要的六十公斤的訓練。這是不用別人教，任何人就會自然進行的暖身動作。

①體溫上升（動態伸展&針對性暖身動作）

我們已知，體溫上升後，肌力與收縮速度都會提高。體溫每上升攝氏一度，肌力就會提高約百分之四到五。研究報告顯示，訓練前先進行十到二十分鐘有氧運動，例如跑步機、健身車等，就能讓體溫上升攝氏二到三度，而進行動態伸展（五分鐘）和針對性暖身動作（五分鐘），也能同等地使體溫上升。

雖然這樣算起來，運動表現就會提升百分之十左右，但就算在做第一項訓練時，身體沒有完全變暖，體溫也會在訓練時逐漸上升，因此不一定要在訓練前就達到最佳狀態。

此外，有些地方會建議做十到二十分鐘的有氧運動當作暖身，但我個人認為，應該簡單做一做動態伸展和針對性暖身動作，沒必要做有氧運動。

雖然有氧運動具有使體溫上升的效果，但「需要做有氧運動」只是一種教科書式的說法。光是要做動態伸展都嫌麻煩了，每次訓練前都乖乖做有氧運動的健身者，我還真沒見過。不過，在天氣寒冷而覺得身體動不太起來時，事前先做十分鐘左右的有氧運動暖身，也是可以的。

②活化神經迴路（針對性暖身動作）

做完動態伸展，再做針對性暖身動作。對提升運動表現來說，這是必要的手段。先用較輕的重量，進行相同的運動，此舉具有活化神經迴路的效果，包括增加對運動神經迴路的輸出、提高肌肉中的鈣離子含量等等。

簡單來說，肌肉運動機制是根據以下流程：「從大腦送出的電子訊號，通過運動神經（α運動神經元），抵達肌肉表面（肌膜）後，再進入貯存沉睡的鈣離子（命令肌肉運動的最終物質）的倉庫（肌質網〔Sarcoplasmic Reticulum〕），命令將其傳遞至肌肉內部，造成肌肉收縮」。針對性暖身動作能活化這整串流程，因此也能提升運動表現。

重訓理論14

初學者也能使用的有益的訓練技巧

這一節要介紹幾項初學者也能使用的訓練技巧。初學者能使用的技巧不多，但有些能帶來幫助，不妨一試。不過請記得，技巧只是輔助，要先把基礎奠定好，技巧才能產生功效。

肌肉感應（MMC）

光是在心裡想著「我要收縮這塊肌肉囉」，就能提高重訓效果，這就是所謂的肌肉感應（Mind-Muscle Connection，MMC）。它的運作機制是，集中意念放在要鍛鍊的目標肌肉上，藉此使腦神經與肌肉產生連結，該部位的肌肉自然會變得更容易使用。部分教練認為這個技巧的效果名過其實，但**只需要把意念集中在肌肉上，就有可能提高訓練效果的話，當然是做比不做好**。

聽起來或許有點超自然，但這是已得到科學驗證的理論。紐約市立大學的研究報告（Schoenfeld等人，二〇一八年）指出，藉由肌肉感應的方式，能讓肌肉增加率提高百分之五點五。

這項研究，是以三十名無訓練經驗者為對象，針對手臂（肱二頭肌）與腿部（股四頭肌）進行為期八週、一週三次的訓練，最後有使用肌肉感應的實驗組，肱二頭肌的尺寸增加率提高至百分之十二點四（沒有使用的對照組為百分之六點九），另一方面，大腿四頭肌的尺寸則沒有變化。

腿部肌肉沒有變化的原因可能是，無訓練經驗者要對腿部肌肉啟動肌肉感應的難度較高。手臂肌肉的話，應該任何人都有過學健美先生使勁讓手臂肌肉隆起的經驗，但一般人應該都沒有刻意針對腿部的特定肌肉進行控制的經驗。

不過，只要練到中階以上，就會經歷過刻意使用腿部肌肉的經驗，我想，肌肉感應是要在這樣的條件下，才會發揮效果。實際上，我也確實能控制自己腿部和臀部的特定肌肉，使其跳動。

另外，有一種肌肉感應的延伸方法也十分有效，那就是在做主要項目之前，先以其他容易讓肌肉感應產生效果的項目暖身。比方說，不擅長做二頭彎舉（肱二頭肌的項目）的人，可以先透過集中彎舉（Concentration Curls）來活化神經，因為這是最容易使用到肱二頭肌的項目。

在所有項目中，集中彎舉使用到肱二頭肌的比例是最高的，只要做這個項目，任何人都能直接用上肱二頭肌。此外還有，練仰臥推舉前先做蝴蝶機（Butterfly Machine），以活化連接到胸大肌的神經迴路等等，當你覺得透過多關節項目，難以有效訓練到目標肌肉時，就可以採取這種手法。

超級組合（省時技巧）

超級組合（Superset）是想要節省時間時的好用技巧。若是一般的訓練，則每組之間都需要休息時間，但運用超級組合的方式，交互鍛鍊相反側的肌肉，例如肱二頭肌和肱三頭肌、股四頭肌和腿後肌群等，就能在不降低運動表現的情況下，連續進行兩種項目。

這是因為，兩兩成對一正一反的肌肉，負責的是完全相反的功能，所以鍛鍊一側時，另一側就能完全休息。肱二頭肌是彎曲手肘時所使用的肌肉，肱三頭肌則是伸直手肘時所使用的肌肉，因此不會同時使用，而能一項接一項連續訓練。

基本上，肱二頭肌和肱三頭肌的項目，是超級組合中大家最常做的項目。想縮短訓練時間時，不妨挑戰看看。這是筆者也經常使用的技巧。

重訓理論15

讓訓練事半功倍的三項輔助用品

重訓用品是既能提高訓練效率，又能預防受傷的高CP值投資。即使是網路上就能買到的一千至三千日圓的低價商品，也有著十分堪用的好品質。因為會使用很長的時間，所以不妨多試用幾款看看。以下介紹幾項建議購入的用品。

①助握帶（Power Gripps，握力的輔助用品）

助握帶是輔助握力的用品。使用助握帶能讓你專注於訓練，而不必擔心握力的問題，對訓練有相當大的助益。主要是用於進行背闊肌等背部訓練的時候。在背部訓練上，有時候明明正在鍛鍊的肌肉還有力氣，但握力卻跟不上，這時若是使用助握帶，就不必擔心這個問題了。

一般而言，會使用在硬舉、俯身划船（Bent Over Rowing）、滑輪下拉（Lat Pull Down）等的背部項目上，不過也可以當作止滑器，用在腿部屈伸（Leg Extension，鍛鍊腿部的機械項目）等的項目上。缺點是，使用它就無法訓練到握力。

另外還有一種相同功能的用品，是帶狀的手腕綁帶（Wrist Strap），但每戴上一次就要纏繞一次，頗為麻煩，因此筆者並不推薦。雖然手腕綁帶較能緊密地貼合槓鈴、固定手部，但與方便性相互權衡，整體來說還是助握帶略勝一籌。

價格大約在兩千到七千日圓的範圍內。因為是要長期使用的用品，所以買高價一點的也不錯，但三千日圓左右的商品，就已十分耐用。

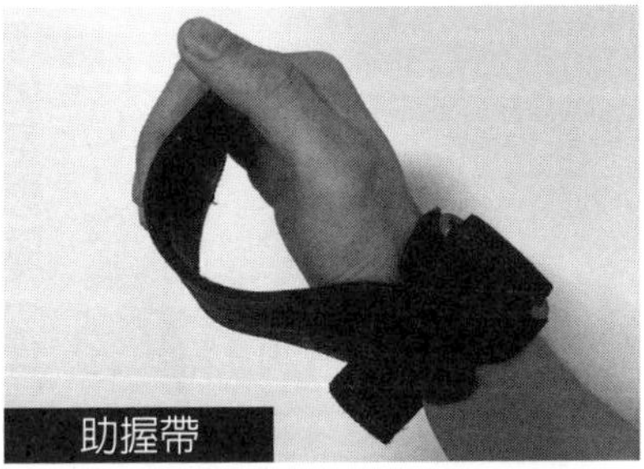
助握帶

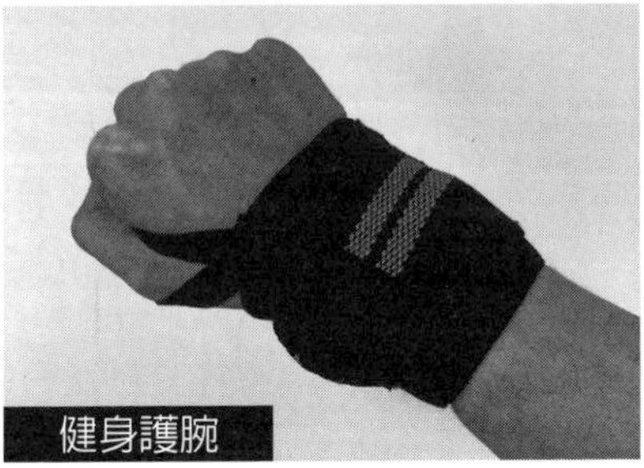
健身護腕

②健身護腕（保護及固定手腕）

健身護腕（Wrist Wraps）是繞在手腕上，固定與保護手腕的布製腕帶。除了預防受傷外，在進行仰臥推舉等項目時，也具有固定手腕，維持姿勢穩定的效果。手腕和手肘、肩部一樣，是從事重訓時最容易受傷的部位。

許多人練到後來都會開始感到手腕疼痛，因此事先保護好手腕，絕對不會吃虧。尤其是初學時期，因為姿勢還未固定，所以容易在不知不覺中，使手腕累積疲勞，最後造成慢性運動傷害。手腕受傷的話，將會有一個月以上的時間無法好好訓練，甚至會對日常生活造成影響。而健身護腕只要約一千日圓的價格，就十分耐用，建議務必購入此項用品。

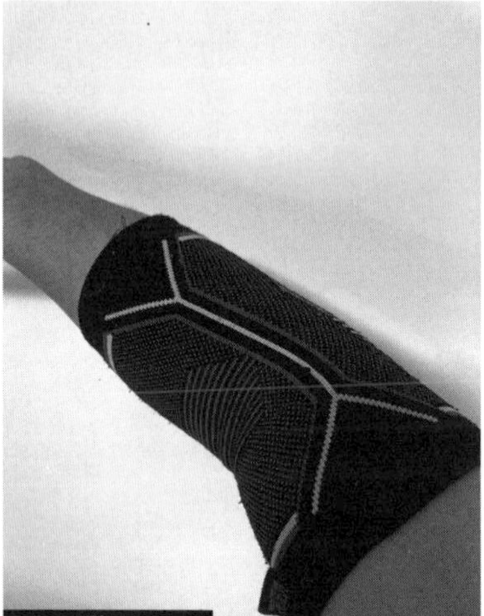
護肘

③護肘（保護肘關節）

手肘和手腕一樣，都是最容易受傷的部位。護肘就是保護手肘的用品。肱三頭肌的訓練對肘關節會造成相當大的負擔，護肘能在此時發揮很好的效果。肱三頭肌是十分強壯的肌肉，因此能承受較高的重量，但同時對肘關節造成的負荷也很大。

在練滑輪下壓（Push Down）項目時，筆者不太會使用護肘，但在練槓鈴推舉（Skull Crushers）等推舉類項目時，因為對手肘的負擔大，又經常練到相當高的重量，因此我一定會穿戴護肘。

只要用過一次護肘，就能實際感受到其效果，因此許多人都會持續使用。即使是網路上大約一千到兩千日圓價格的商品，也十分堅固耐用，不妨先從低價商品入手，實際使用看看。

其他訓練用品

其他可以配合自身狀況選用的用品，包括健身手套、護牙套（護齒套、咬合板）。健身手套能預防手掌長繭，建議工作需要用到手指的人使用。

此外，訓練中習慣咬緊牙根的人，容易因訓練而將牙齒咬碎，這種人建議使用護齒。到牙醫診所花數千日圓，就能請他們為你取牙齒印模，根據你的牙形製作護牙套。

咬緊牙根往往是下意識的動作，自己很難察覺。不確定自己有沒有這個習慣的人，不妨先檢查自己口腔中的舌頭下方有沒有「口腔骨疣」。這個特徵會出現在睡眠中或日常生活中有咬緊牙根習慣的人身上，因為習慣性地咬緊牙根，所以造成原本不會突出的骨頭隆起。據說，天然的牙齒一顆價值一百萬日圓，如果練出一身肌肉，卻造成一口爛牙的話，就太不值得了，因此請先確實做好預防工作。

第 3 章

費雪曼式的重訓菜單

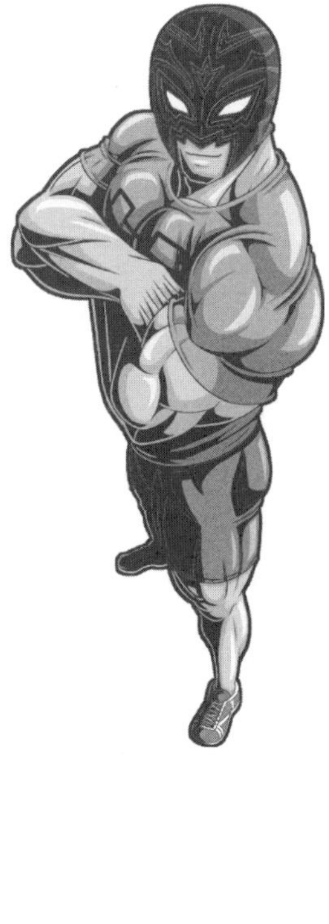

1 正因是初學，更推薦做自由重量訓練

本章將具體介紹需要做哪些訓練項目，又該擬定什麼樣的訓練菜單。雖然筆者認為，自由重量訓練是最好的選擇，不過，有些人也許還是對自由重量感到害怕，有些人可能想在家中從事正式的重訓，為了讓所有的初學者，都能展開正式重訓，筆者將會分成「以自由重量為主」「以機械訓練為主」，以及「在家訓練」的三種模式，加以介紹。

重訓的菜單就像料理的食譜，一道菜只要照著食譜做，基本上味道都不會差；重訓也是，只要按部就班，照著訓練菜單按表操課，基本上都能展現成效。歐美的健身房，一般都是由專業的教練根據健身者的需求，擬定訓練菜單，健身者來到健身房，就會照著菜單進行訓練。

重訓不該是根據自己的心情決定要練什麼、練多久，而是必須按照教練擬定的菜單進行訓練。尤其初學者，尚未掌握重訓的訣竅，還是照著訓練菜單執行較好。若非如此，則有可

能過於偏重某個部位，或是無法以適當的頻率和訓練量進行訓練。

一般而言，初學者都是從基礎性的訓練菜單開始練起。將初學者訓練菜單循環了幾圈之後，肌肉量就可達精壯型的程度。升等至中階程度時，若未制定出適合的訓練菜單，肌肉的成長就會停滯不前，因此這時候也需要擬定適合自己的訓練菜單。

是否該分部位進行訓練？

開始從事正式的重訓時，或許你會產生一個疑惑：「是否該分部位訓練？」這種將身體部位分開訓練的方式，我們稱作「分組式循環訓練」。比方說，週一練胸部、週三練腿部，像這樣分別在不同天，鍛鍊不同的肌肉群。

其實，根據重訓理論來看，初學者不必分部位，從一天鍛鍊到所有肌肉的「全身式訓練」開始即可，升至中階後才需要改為二至三分組式循環。

為何一開始初學者該從事的是全身式訓練？這是因為初學者沒有分部位的必要。初學者增肌所需的訓練量較低，一天之內就能鍛鍊完所有肌肉。因為訓練量少，所以復原迅速，可以隔一到兩天就訓練一次。以較高的頻率鍛鍊相同的肌肉，也能較快將動作姿勢學習上手。

同時，需要上健身房的次數較少，也較容易持續。

至於中階程度以上，則是因為所需的訓練量倍增，而有分部位的必要。中階者無論是項目數、組數都會增加，高階者又更是如此。網路上有許多文章在討論「哪一種才是最佳的分組式循環訓練」，但這樣的觀念是不正確的，因為不會有一種分組式循環訓練，適合所有的健身者，每個人都應該選擇適合自己的方式。

自由重量訓練VS機械訓練

自由重量訓練，是指使用啞鈴或槓鈴的訓練。正式的重訓一定是以自由重量訓練為主，但缺乏運動經驗或高齡的人士，一般則是從機械訓練開始，養成了上健身房、練重訓的習慣後，才慢慢導入自由重量訓練。

自由重量訓練的最大缺點在於「危險性」與「困難度」（入門門檻高）。應該不少人都會對自由重量訓練懷有恐懼，害怕萬一跌倒的話怎麼辦、練仰臥推舉時要是被槓鈴砸中怎麼辦，我在初學時期也是如此。

自由重量訓練不像機械式器材那麼安全無虞。自由重量訓練更令人卻步的一點是，健身者一開始完全不知道該做什麼樣的動作、姿勢，也不知道怎樣做是錯誤的，怎樣做才是正確的。

以教練及認真投入重訓的人來說，許多人的看法是「應該從自由重量訓練開始練起」，但從前述的缺點來看，從機械訓練開始練起，也不是個壞選擇。只不過，正式的重訓絕不可能光靠機械訓練就辦到，而是**必須要在某個時點開始轉而挑戰自由重量訓練才行。**筆者推薦的升級步驟如下：

無經驗↓初學者：以機械訓練為主，鍛鍊體魄，習慣重訓。

初學者↓初中階者：挑戰自由重量訓練中你覺得自己做得來的項目。

初中階者↓中階者：以自由重量訓練的基本項目為主。

中階者：自由重量訓練&機械訓練。

這樣就能無痛地進行升級了。中階後，之所以要重新導入機械訓練，是因為自由重量訓練能讓一個人對動作姿勢的學習，從基礎邁入應用階段，當你學好動作姿勢後，即使是使用機械式器材，也能有效地達到肌肉成長的效果。

為何該從事自由重量訓練

許多無重訓經驗者都會想說「機械訓練應該就夠了吧」，但這個觀念是錯的。並不是「自由重量訓練專屬於中階、高階的人，機械訓練專屬於初學者」。若是當作休閒運動，那麼機械訓練、徒手訓練就相當足夠，但若是以「增加肌肉、獲得壯碩的體格」為目的，那麼機械訓練就力有未逮了。

因為**只有透過自由重量訓練，才能學會什麼樣的動作姿勢，對自己的肌肉最有效**。自由重量訓練最大的好處，就是能以適合自己骨骼的自然姿勢進行訓練。

至於機械訓練，因為只能配合既定的軌道，所以光靠機械式器材，很難學好動作姿勢。機械式器材是以平均體型為標準所製作的，身高一米六和一米八的人，使用的軌道都是相同的。尤其海外製的機械式器材，是以外國人的體格為標準，多半不適合日本人的體型。

就像學棒球的人，再怎麼用錯誤的姿勢反覆練習空揮，也不可能打出安打，學重訓的人，若沒有以適合自己身體的動作姿勢訓練，就不可能對要鍛鍊的目標肌肉產生效果，甚至很有可能在提高重量的過程中，造成運動傷害。

自由重量訓練一開始該練的項目

重訓中的肢體使用模式，主要有六種——深蹲（Squat）、髖鉸鏈（Hinge）、撐（Push）、推舉（Press）、划船（Row）、拉引（Pull）。只要在初期，透過這六種基本動作學好肢體的使用方式，進入一個新項目時，就會變得易如反掌。若以學英文為例，這就像是學寫英文字母ABC，可說是所有訓練的基礎。

比方說，能刺激胸大肌生長的「撐」（Push）的動作，是在做伏地挺身、仰臥推舉、啞鈴臥推（Dumbbell Bench Press）、胸推機（Chest Press Machine）時的共通動作；至於，專門刺激胸大肌單一部位的動作（飛鳥類），則有啞鈴飛鳥（Dumbbell Fly）、繩索夾胸（Cable Crossover）、蝴蝶機等等。只要在初期學會「撐」的動作，你就會知道該怎麼做所有相同動作的項目。

理所當然地，你也將更容易學會如何使用機械式器材。所以經常可以聽到「初學者的目標是學好基本動作」，大家都會鼓勵初學者，一開始要透過基礎性的自由重量訓練項目，學好動作姿勢。

也許你會想說「以學好動作姿勢為目標太枯燥乏味，我想要立竿見影的效果」，然而事實上，你的肌肉在這個學習的過程中，也會有不小的增長。因為在最初期，只要持續不斷地練習，肌肉就一定會增加。

正如第二章所言，增肌的方法就是「創造出比自己的肌肉能力更嚴苛的環境」。在連啞鈴都沒握過的最初期，無論你做什麼，都能刺激肌肉成長。

不僅如此，光是踩健身車，也能讓你的腿部肌肉增加，還能鍛鍊到支撐整個胴體的腹肌。光是以徒手訓練的方式隨便做做伏地挺身，或是在不知道正確方式的情況下舉舉啞鈴，也能或多或少增加肌肉。

自由重量訓練很困難嗎？

「自由重量訓練很困難」只是一種先入為主的錯誤觀念。自由重量訓練確實與機械訓練不同，根據你的做法，會讓你的訓練成效產生零到一百分的差異。但要從毫無經驗，到學會八十分的姿勢，並非難事。

如果真有這麼困難，全球就不會有這麼多男女老幼，都在從事自由重量訓練。正因簡單，所以才會有這麼多人都做得來。世界各地有許多包括中老年的重訓初學者，在從事自由重量訓練。

自由重量訓練只要有人全部教過一遍，就不會那麼困難。當然不可能一開始就手到擒來，但只要反覆實踐幾次，一定能學會，因此需要的是持續不間斷的毅力。

其實，無論是徒手訓練、機械訓練，或自由重量訓練，動作都是一樣的。徒手訓練的深蹲，只要在肩上扛起槓鈴，就成了槓鈴深蹲（Barbell Squats）；伏地挺身的動作，只要身體仰躺、手舉槓鈴，就成了仰臥推舉。自由重量訓練或許給人門檻較高的感覺，但實際做的動作都是一樣的。

2

適合初學者的「自由重量訓練」菜單

那麼，接下來就要來介紹具體的訓練菜單。一開始是超基本的訓練菜單，初學者不用多想，只要從這個菜單開始就好。

六種囊括各種「姿勢套路」的重訓基本動作（深蹲、髖鉸鏈、撐、推舉、划船、拉引），都在這個菜單中。菜單中分為兩個階段，最初的四到六週（STEP 1）和接下來的四到六週（STEP 2）。

最初的四到六週（STEP 1）

初學者訓練項目的選擇上，常見的錯誤是，放入太多鍛鍊細部肌肉群的單關節項目。比方說，二頭彎舉（鍛鍊肱二頭肌的項目）、前平舉（Front Raise，鍛鍊肩膀前側的項目）等

STEP 1（期間：4～6週，目的：學好動作姿勢，所需時間：60分鐘）							
項目	太困難時	組數	反覆次數	剩餘力量	休息時間	目標肌肉	動作
槓鈴深蹲	高腳杯深蹲	3	10～15下	2下	1～2分鐘	腿部臀部	深蹲
硬舉	跳過	3	10～15下	2下	1～2分鐘	腿部背部	深蹲髖鉸鏈
仰臥推舉	啞鈴臥推	3	10～15下	2下	1～2分鐘	胸部	撐
滑輪下拉（引體向上）	—	3	10～15下	2下	1～2分鐘	背部	拉引
肩上推舉	—	3	10～15下	2下	1～2分鐘	肩部	推舉
俯身划船	坐姿划船（啞鈴划船）	3	10～15下	2下	1～2分鐘	背部	划船

項目，雖然健身房裡有許多人在練，但在整體肌肉量偏少的初學階段，不太需要練到。

初學至中階的基本原則是，以從事多關節項目為主，藉此鍛鍊大肌肉群。這份訓練菜單中，全是重訓最經典的基礎項目。

雖然這些都是基礎項目，但也不是非做不可。首先，健身房的環境，以及每個人的運動經驗、肌肉量都有所不同，因此有些項目能順利練成，有些不能。當你反覆練習仍感到做不來時，就可以更換成較簡單的項目。

訓練項目的更換範例

・槓鈴深蹲→高腳杯深蹲

・硬舉→跳過

・仰臥推舉→啞鈴臥推

・俯身划船→坐姿划船、或啞鈴划船（Dumbbell Rows）

這份訓練菜單中比較需要擔心的是俯身划船的部分。將俯身划船放入菜單中，是因為其通用性高，只要學會此項目，其他划船類項目自然手到擒來，但其姿勢維持不易，很少初學者一開始就能順利學好，許多人甚至到了中階，還是無法上手。如果俯身划船對你來說太困難的話，請將此項變更為難易度較低的坐姿划船或啞鈴划船。

一開始要積極向教練請教

希望讀者能理解一件事，這些訓練項目幾乎沒有人是一學就上手。無經驗的人即使事前研究過動作姿勢，也無法從一開始就做到完美無缺。因為這些訓練項目都是要經過一次又一次的訓練，才會愈來愈有模有樣。

進步的捷徑是積極地接受教練的指導。最理想的狀態，當然是請肌肉壯碩的友人或私人教練教導，若是在健身房的話，也可以退而求其次，請工作人員做十到十五分鐘的運動指導，通常這種短時間的指導是免費的。

STEP 1		
期間	4～6 週	當動作姿勢練到流暢上手時，就可以進入 STEP 2。
頻率	2～3 次／週	建議 1 週 3 次，每次間隔 1 天，例如週一、三、五；若遇到身體來不及復原，或抽不出時間的情況，則 1 週 2 次即可。
訓練時間	45～60 分鐘	因為注意力最好能放在訓練上，所以不必太在意時間長短，但從結果來看，應該會在 45～60 分鐘左右。
反覆次數	10～15 下（剩餘力量 2 下）	最初的 1～2 週，為避免肌肉痠痛，可從較少的次數開始。不要練到極限，約保留 1～2 下的剩餘力量。
目的	動作姿勢的習得 重訓習慣的養成	關於動作姿勢有不懂的地方，就立刻詢問。以學習棒球空揮的方式，學習動作姿勢。不必太在意重量，以學好動作姿勢為重點。

這時必須注意的是，一定要找「肌肉壯碩的教練」。因為也有一些不太靈光的教練，他們雖然接受過培訓，卻還是對重訓一知半解。我在健身房裡就經常目睹這種一知半解的教練，煞有介事對會員做出錯誤的指導。

並不是肌肉愈壯碩，指導能力就愈強，但沒有知識的話，很難讓肌肉增加，因此筆者建議最好向肌肉壯碩的教練詢問，至少能確保對方有一定程度以上的知識。

訓練頻率與時間

一次的訓練時間約為四十五至六十分鐘。一週練二至三次，例如週一（↓

週三）↓週五。最理想的情況是一週三次，但若身體無法負荷或抽不出空閒時，一週兩次即可。要注意的是，最初的一、兩週，容易發生肌肉痠痛，因此訓練時可以稍微保留一點力氣。

反覆次數與目的

在這份初學者訓練菜單中，不太需要增加重量。因為最初期的目的是「學好動作姿勢」，所以只要持續練習即可。初學者光是持續練習，就能長肌肉，因此不必躁進。反覆次數在十到十五下的範圍內，維持正確的姿勢，每組結束時要保留最後極限前一至二下的剩餘力量。

任何人在剛開始時，都不可能做到十分流暢，但只要踏實地持續下去，四至六週後，在動作姿勢和體格上，都出現一定程度的成效。只要比較訓練開始前和訓練六週後，應該就能確實地感受到自己的成長。

建議在開始重訓前，將此時的體態拍攝下來，這將能成為日後的進步動力。每一天的變化很小，不容易察覺，但若以一個月為單位回顧，就能發現自己正逐漸在改變。

下一頁起將開始解說六種基本項目，筆者將著重於重點，簡單說明。雖然筆者會將重點說明清楚，但在動作上還是有不明白之處時，請利用YouTube等影片查詢正確的動作姿勢。

重訓項目1

槓鈴深蹲

深蹲被稱為「**運動之王**」，是重訓項目中的王者。下半身肌肉約占全身肌肉的百分之七十，而深蹲能鍛鍊到下半身，所以是不可或缺的項目。如果只能做一種項目，絕大部分的教練都會選擇深蹲，其重要性可見一斑。

一味地鍛鍊上半身，卻忽略了下半身，結果雙腿看起來像牙籤一樣，這是初學者常犯的錯誤。下半身才是必須優先鍛鍊的部位。

❶ 槓鈴深蹲

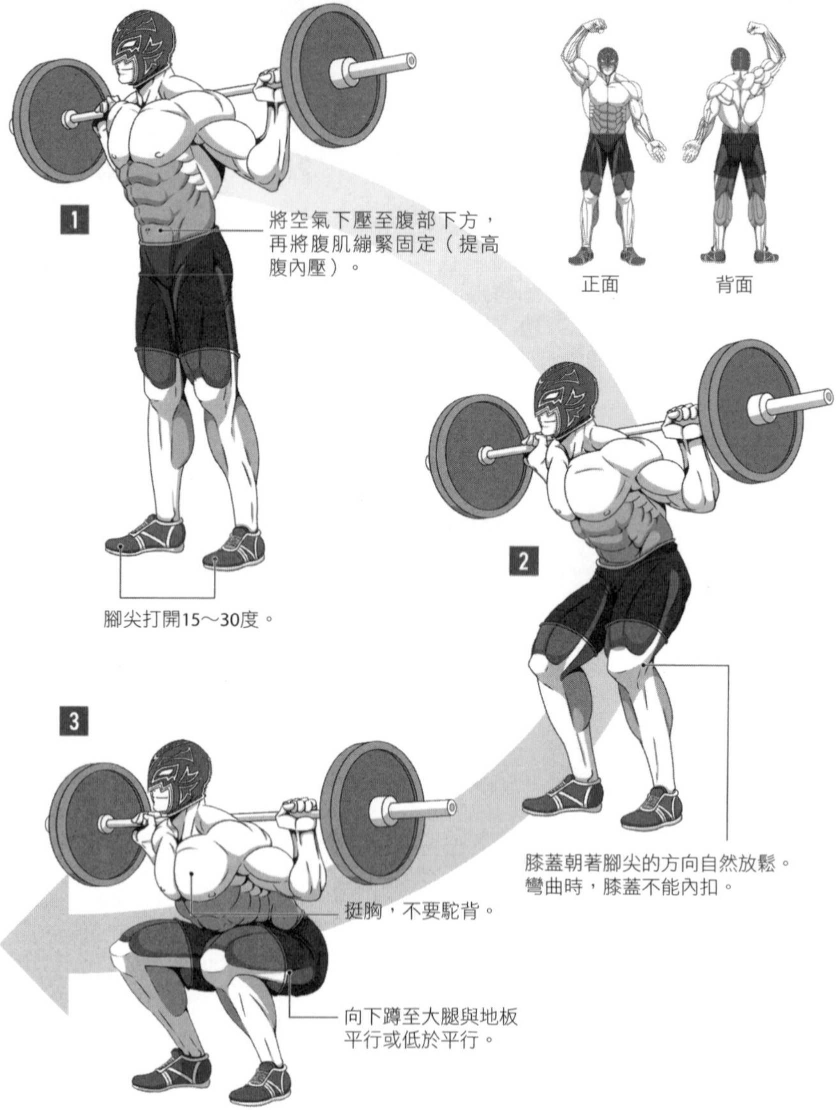
1
將空氣下壓至腹部下方，再將腹肌繃緊固定（提高腹內壓）。
腳尖打開15～30度。
正面
背面
2
膝蓋朝著腳尖的方向自然放鬆。彎曲時，膝蓋不能內扣。
3
挺胸，不要駝背。
向下蹲至大腿與地板平行或低於平行。

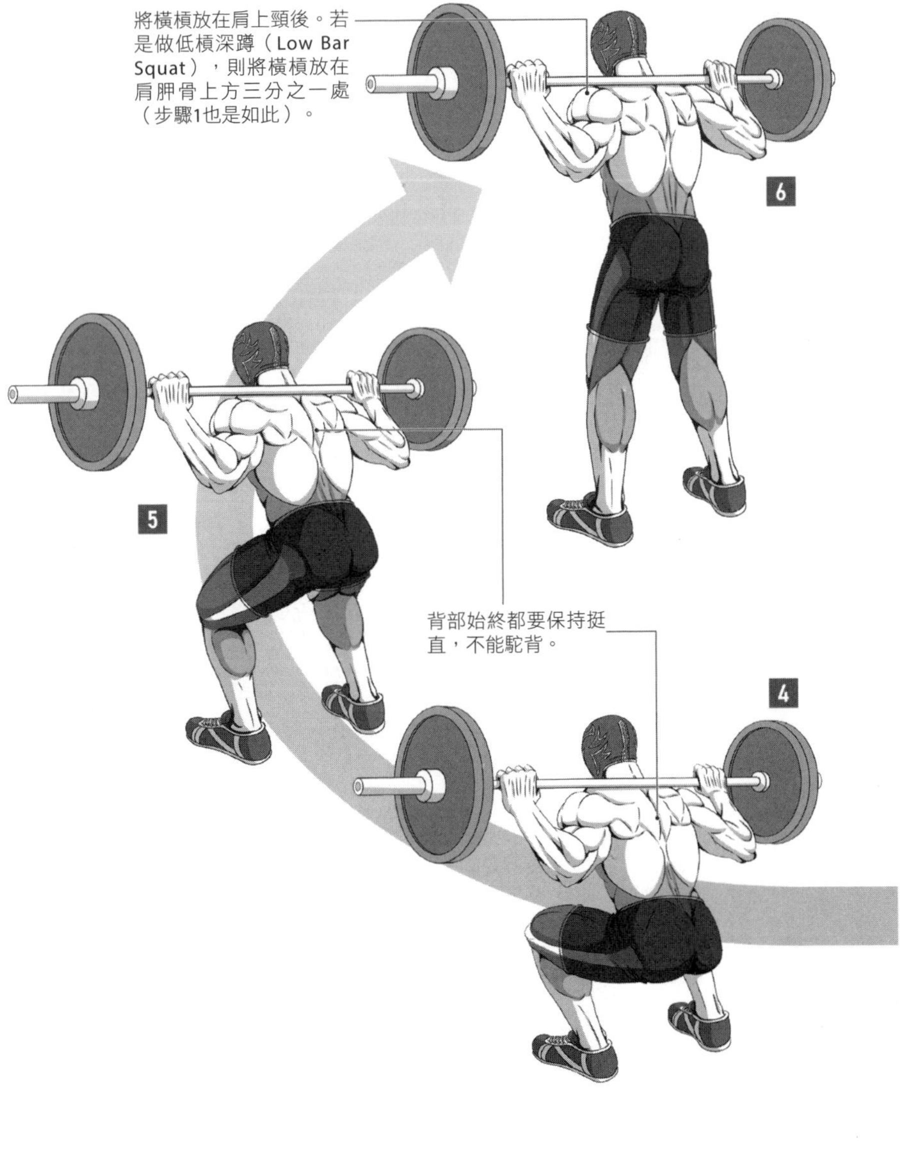
將橫槓放在肩上頸後。若是做低槓深蹲（Low Bar Squat），則將橫槓放在肩胛骨上方三分之一處（步驟1也是如此）。
6
5
背部始終都要保持挺直，不能駝背。
4

最重要的肢體使用方式是「腹內壓」

讓我們先來了解一個決定所有訓練成敗的肢體使用方式，那就是「**提高腹內壓**」。許多重訓初學者都沒留意這部分，筆者希望你在事前能先掌握此重點。

腹內壓是指腹部的壓力，也就是透過吸氣，將空氣推送至下腹部（橫膈膜下降），在這個狀態下繃緊腹肌，使腹內的壓力升高。這麼一來，就能維持良好姿勢，發揮身體的力量。任何訓練都要在提高腹內壓的狀態下進行，這是訓練的基本原則。

提高腹內壓一點都不難，日常生活中我們也會下意識地做出這個動作。比方說，從地板上舉起重物時，下腹部自然或多或少會出力，這就是腹內壓升高的狀態。再舉一個例子，讓你了解這種感覺，比方說上大號的時候，我們會對肛門使勁加壓，把相同的感覺用在腹部，就是提高腹內壓。

具體來說，提高腹內壓的方法如下：

①輕輕吸氣。

②將空氣下壓到下腹部。

③繃緊腹直肌。想像用腹肌固定住下腹部中的壓力。

時時提醒自己做這個動作，不但能預防運動傷害，還能提高重量，因此訓練也會更有成效。

膝蓋內扣會受傷

動作是兩腳打開，與肩同寬，腳尖向外打開約三十度，身體向下蹲。常犯的錯誤是，向下蹲時，膝蓋扣向大腿內側，這是膝蓋受傷的主要原因。尤其是深蹲做到高重量時，往往會因為過於用力，而不自覺地將膝蓋扣向內側，一定要特別注意。深蹲的基本原則是，一邊把身體壓低，一邊斜向外地屈膝。

膝蓋可以超過腳尖

經常有人說「膝蓋不可以過腳尖」，但這也是不對的，有時會因個人的骨骼差異或姿勢不同（扛槓鈴的位置等），而使腳尖過膝蓋，膝蓋並不會因為超過腳尖而受傷。

事實上，舉重的抓舉項目，就是以膝蓋完全超出腳尖的姿勢，舉起超高重量的槓鈴，但選手們的膝蓋並沒有因此受傷。

深蹲分成高槓與低槓兩種，前者是將槓鈴扛在肩上頸後，後者是扛在肩下。「膝蓋過不過腳尖，也要看槓鈴的位置」，大多數的情況下，高槓膝蓋會過腳尖，低槓則膝蓋不會過腳尖。

高槓能鍛鍊到大腿前側的肌肉，低槓則是帶有髖鉸鏈的動作，所以能鍛鍊到臀部和大腿後側的肌肉。

初學者以練高槓為主流，也就是將橫槓扛在肩上頸後。因為這是比較簡單的姿勢。一開始先腳尖向外打開，自然地將槓鈴扛在肩上頸後，膝蓋朝外，身體下蹲。確實蹲至臀部與地板平行，再站起來。這就是深蹲的正確姿勢。

鞋底太軟會造成危險

當重量愈來愈提高時，如果穿著鞋底太軟的跑步鞋等鞋子從事深蹲，就有可能造成危險，因此請盡量穿鞋底較硬的運動鞋或室內足球鞋，較為理想。

筆者在從事重訓之初，也曾穿著跑步鞋，進行一百四十公斤的槓鈴深蹲，果真就摔倒了。因為我有設置安全槓，所以當時沒有受傷，但我卻因此有好一陣子對槓鈴深蹲感到恐懼。從事高重量的深蹲時，請務必選擇對的鞋子。

若槓鈴深蹲太困難，就改練高腳杯深蹲

在剛開始從事重訓時，將槓鈴扛在肩上的動作，也許頗為困難。若感到太困難，筆者建議改為使用啞鈴的高腳杯深蹲（Goblet Squat）。高腳杯深蹲是將啞鈴抱在身體前方的深蹲，雖然很難做到高重量，但也因此做起來簡單許多。

像把嬰兒舉高到胸口般，雙手在身體前方支撐著啞鈴，同時進行深蹲。也可以一開始先從高腳杯深蹲開始做起，等習慣後再改為槓鈴深蹲。

重訓項目2

硬舉

硬舉是一項十分優異的多關節項目，能夠鍛鍊到整個身體後側從背部到腳部的肌肉。其中含有深蹲、髖鉸鏈兩項基本動作。因為使用到許多部位的肌肉群，因此是所有訓練項目

② 硬舉

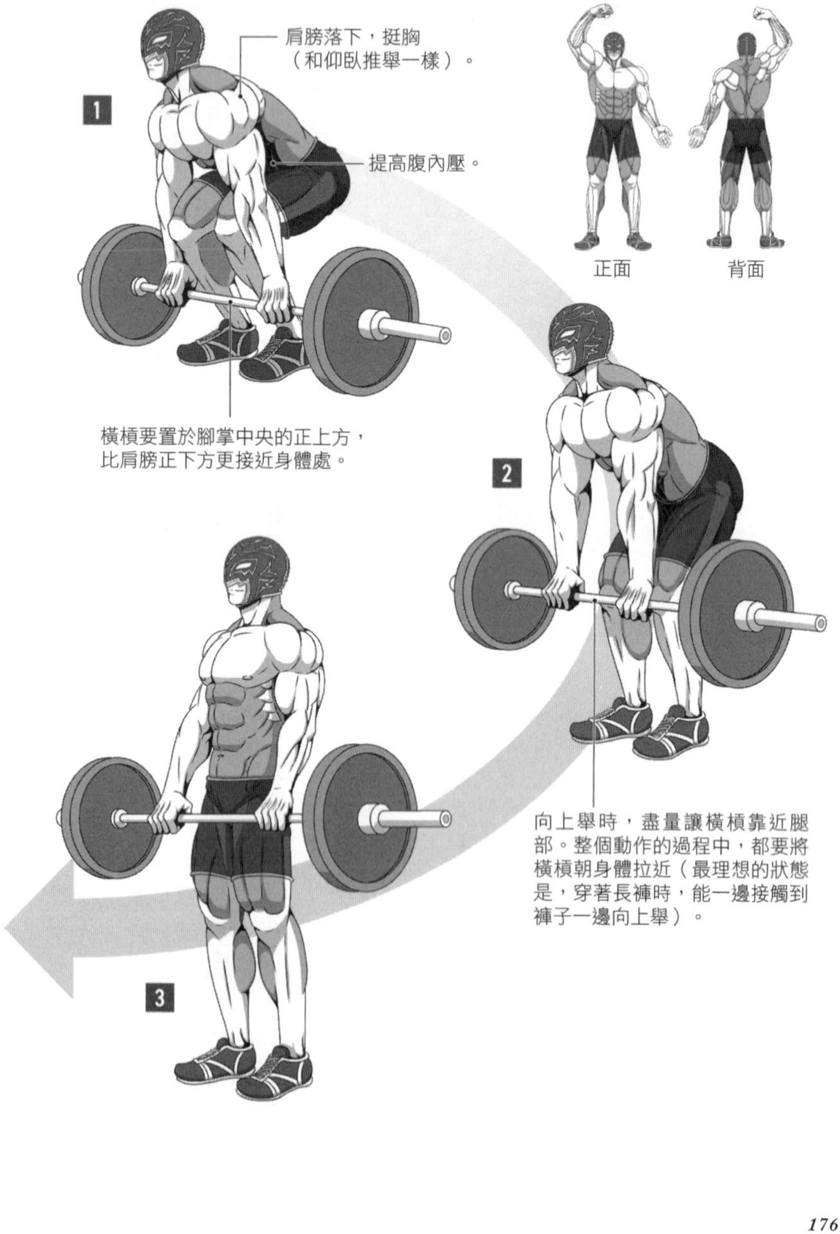
肩膀落下，挺胸
（和仰臥推舉一樣）。
1
提高腹內壓。
正面
背面
橫槓要置於腳掌中央的正上方，
比肩膀正下方更接近身體處。
2
向上舉時，盡量讓橫槓靠近腿部。整個動作的過程中，都要將橫槓朝身體拉近（最理想的狀態是，穿著長褲時，能一邊接觸到褲子一邊向上舉）。
3

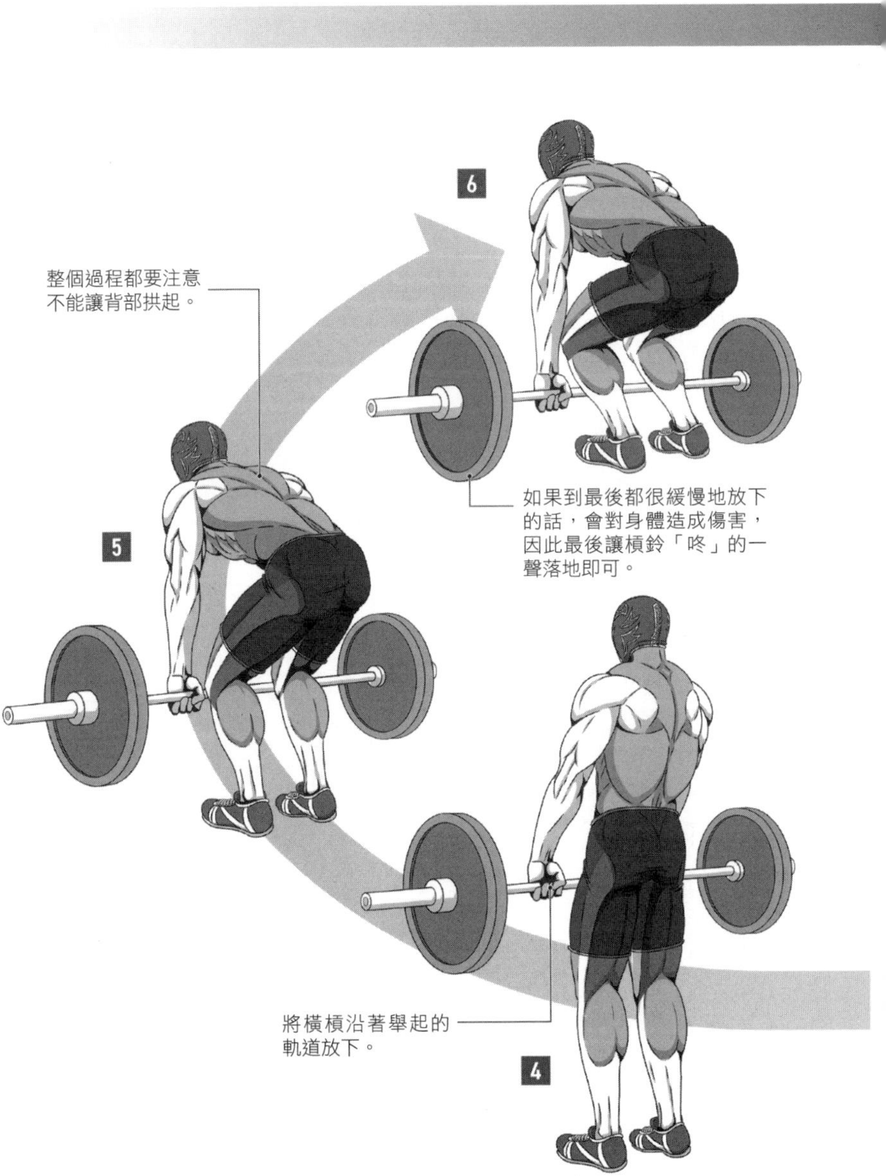
6
整個過程都要注意
不能讓背部拱起。
如果到最後都很緩慢地放下
的話，會對身體造成傷害，
因此最後讓槓鈴「咚」的一
聲落地即可。
5
將橫槓沿著舉起的
軌道放下。
4

中，能做到最高重量的項目。

不過，有腰痛毛病的人不建議從事，此外，有些健身房也會因噪音問題而禁練硬舉，因此這個訓練項目可說是滿挑人、也挑環境的。

姿勢上的最大重點是，必須讓槓鈴從身體重心位置（腳掌中段）朝向正上方抬舉。想像槓鈴在你的肚臍位置的下方，一邊讓槓鈴接近到幾乎要接觸到你的身體，一邊以「小腿↓膝蓋↓大腿↓髖關節」的順序貼著腿部向上抬舉。

常見的錯誤為，當槓鈴在肩膀正下方的位置時，就開始拉抬，這會對腰下側造成傷害。舉起槓鈴時，軌道不能是弧形的，而是必須從地板上朝著肚臍，向正上方舉起。

重訓項目 3

仰臥推舉

或許仰臥推舉給人很容易的感覺，但在六種基本項目中，仰臥推舉是注意事項最多的項目。包括握槓的方式、肩胛骨的位置、胸部的動作、雙手的距離、手肘的開合度等等，須注意的細節繁多，要做到正確姿勢，頗具難度。

動作姿勢中最重要的一點是，要挺胸。具體來說，就是要注意耳朵與肩膀的位置。將肩膀朝耳朵後方下壓。在進行仰臥推舉的過程中，維持住這個肩膀（肩胛骨）位置，十分重要。

這樣能啟動起止點法則（讓肌肉兩端彼此靠近，就能鍛鍊到那條肌肉），進而鍛鍊到胸大肌。

反之，最糟糕的姿勢則是，在仰臥推舉的過程中，肩膀（肩胛骨）動來動去。重點就是肩膀必須完全固定，不動如山。

若無法順利鍛鍊到胸大肌，就要注意手肘的動作。先確認肩膀在耳朵後方（靠近地板側）且固定不動，接下來，推舉時還要確認，手肘是否朝胸口內側（胸肌中縫）的方向靠近。

胸大肌的起始點在上手臂和胸口中心，因此上手臂（手肘）朝胸口內側方向靠近的動作，能鍛鍊到胸大肌。此外，關於詳細的握槓方式等，筆者會在我的note裡附上照片說明，歡迎讀者參考。（譯註：note是日本的創作者平台，作者的連結為https://note.com/fsherman_jp）

③ 仰臥推舉

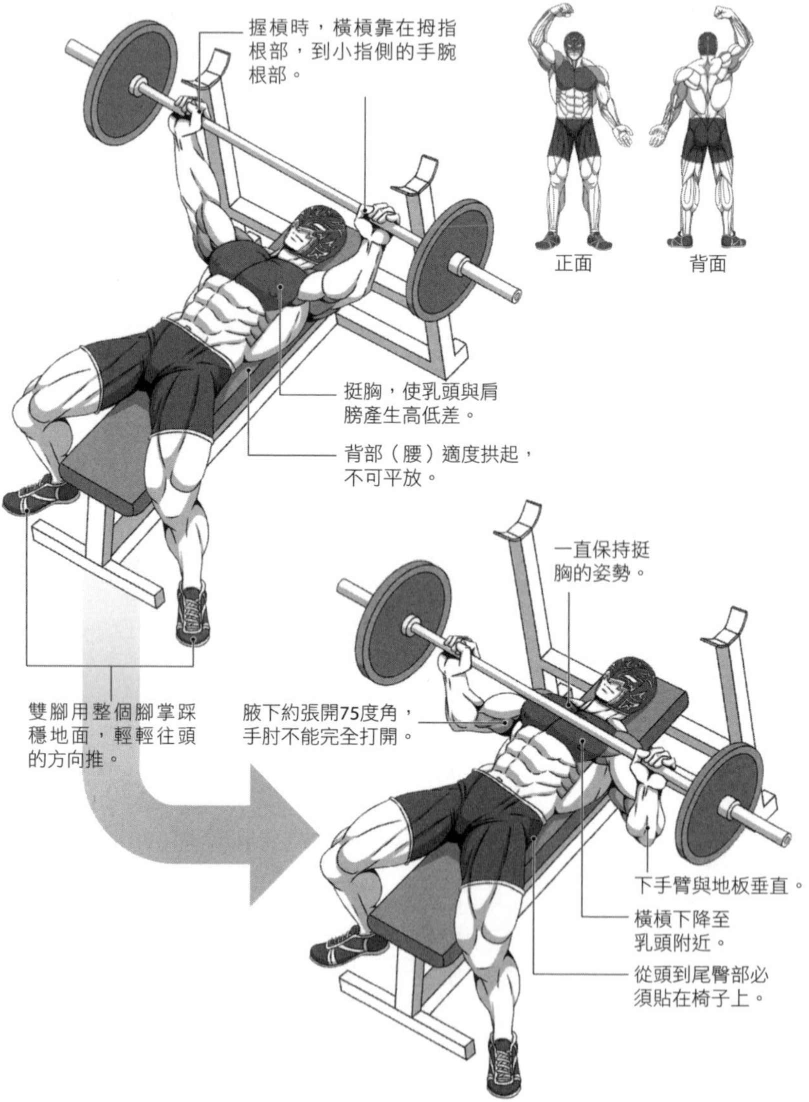
正面
背面
握槓時，橫槓靠在拇指根部，到小指側的手腕根部。
挺胸，使乳頭與肩膀產生高低差。
背部（腰）適度拱起，不可平放。
一直保持挺胸的姿勢。
雙腳用整個腳掌踩穩地面，輕輕往頭的方向推。
腋下約張開75度角，手肘不能完全打開。
下手臂與地板垂直。
橫槓下降至乳頭附近。
從頭到尾臀部必須貼在椅子上。

若難度太高，則改練啞鈴臥推

你參加的健身房若沒有相關設備，或感到仰臥推舉難度太高時，建議不妨使用啞鈴，進行啞鈴臥推。兩者的基本動作是相同的，但槓鈴在雙手距離、握槓方式等細節上制約較多，啞鈴則沒有，因此練起來也較容易。

重訓項目4

滑輪下拉（引體向上）

滑輪下拉是以背闊肌為主，且能鍛鍊到斜方肌、肱二頭肌、三角肌後束的多關節項目。在六種基本項目中，這是唯一一項機械訓練項目。

普遍來說，有許多教練主張，在初學者的訓練菜單中，要練的是引體向上，而不是滑輪下拉。但筆者不這麼認為。

因為引體向上是將自己的整個體重向上拉，對初學者而言，這個動作難度太高。體重七十公斤的人做引體向上的話，就像是做七十公斤的滑輪下拉（男性初學者以三十至四十公斤為宜），這樣的強度太高。

在強度過高的情況下，要學好正確的動作姿勢，十分困難。不過，有些人是屬於下半身肌肉量少、上半身肌肉發達的體型，他們的體重較輕，所以即使是初學者，也能做引體向上。在順序上，先透過滑輪下拉增加肌肉量後，再開始從事引體向上，才是比較流暢的進階方式。

挺胸，手肘朝腰部靠近

握橫槓時，雙手要比肩膀稍寬一些，挺胸，將橫槓拉向鎖骨附近。接著，一邊伸長手臂，一邊感受負重物的重量。

重點是上手臂（手肘）要朝腰部靠近。這是「拉引」（Pull）的動作。因為背闊肌是從上手臂延伸到腰部的肌肉，根據起止點法則，讓上手臂朝腰部靠近，就能鍛鍊到背闊肌。

在剛開始的階段還不需要記住以下資訊，不過這裡先說明一下。練滑輪下拉時，會依據雙手握桿的寬度，而鍛鍊到不同的肌肉。雙手距離較寬，會鍛鍊到背闊肌上部和斜方肌；相反地，雙手距離較窄，則會提高對背闊肌下部和肱二頭肌的刺激。

④ 滑輪下拉

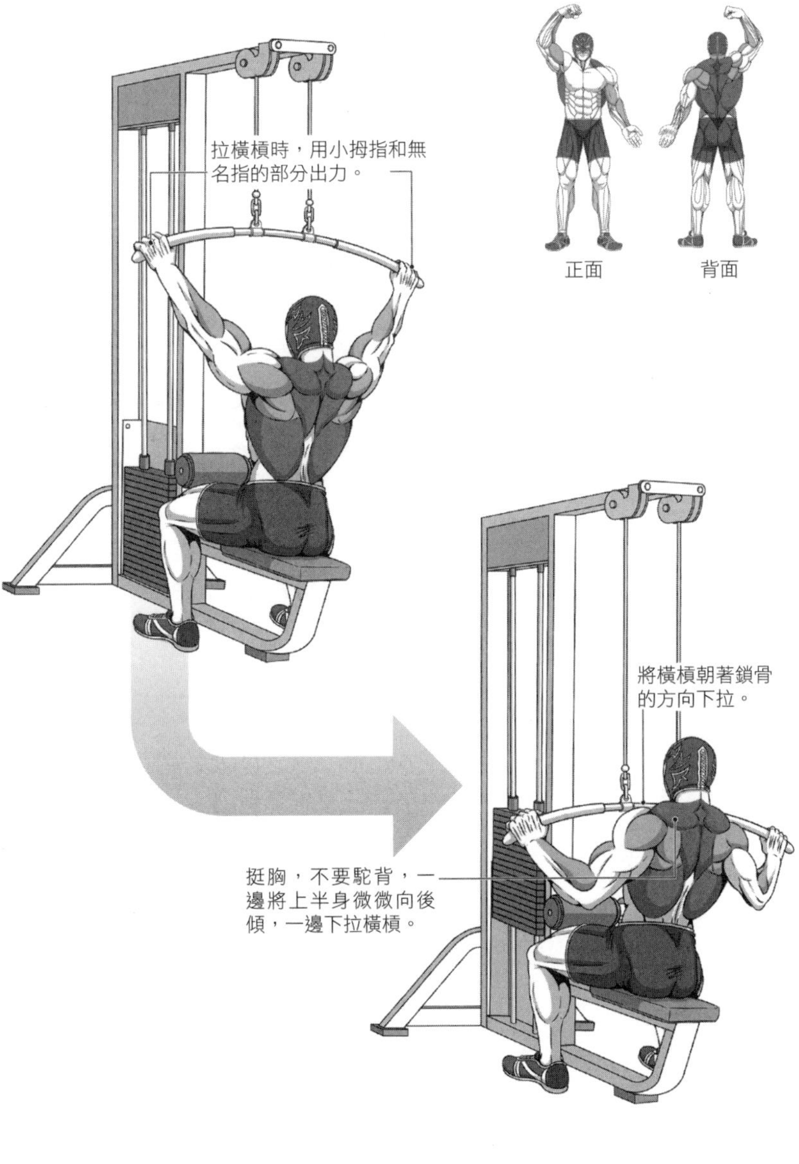
正面
背面
拉橫槓時，用小拇指和無名指的部分出力。
將橫槓朝著鎖骨的方向下拉。
挺胸，不要駝背，一邊將上半身微微向後傾，一邊下拉橫槓。

啞鈴肩推（Dumbbell Shoulder Press）

這是鍛鍊肩部前側（三角肌前束）的項目。在海外，初學者的訓練菜單中經常採用的是使用槓鈴的肩上推舉（Shoulder Press），名稱是「軍式推舉」（Military Press），但這個項目在日本並不普遍。因為使用槓鈴的項目會比使用啞鈴稍微困難一些，因此啞鈴肩推做起來較為容易。

說出來你可能會感到意外，三角肌是上半身中體積最大的肌肉，以全身來說也是第四大的肌肉。三角肌分前、中、後三束，啞鈴肩推鍛鍊的是前束和中束。以鍛鍊的比例而言，前束占百分之七十，中束占百分之三十。

在訓練肩部肌肉時，如果腦袋放空的話，就會只鍛鍊到前束，這是需要留心的一點。這是因為除了肩部訓練項目以外，像是仰臥推舉等鍛鍊胸大肌的項目，也會輔助性地鍛鍊到三角肌的前束。

三角肌後束也是如此，背闊肌等的背部訓練也會鍛鍊到三角肌後束，所以基本上只有中

❺ 啞鈴肩推

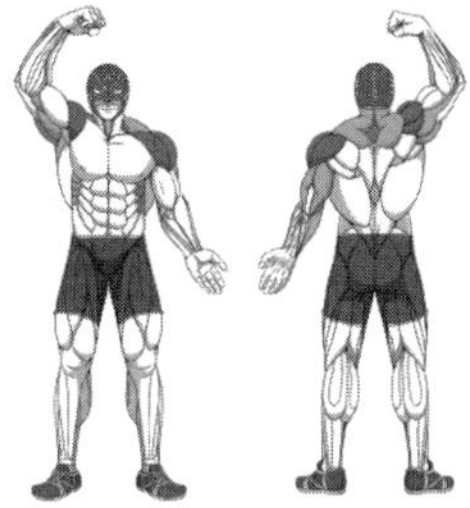

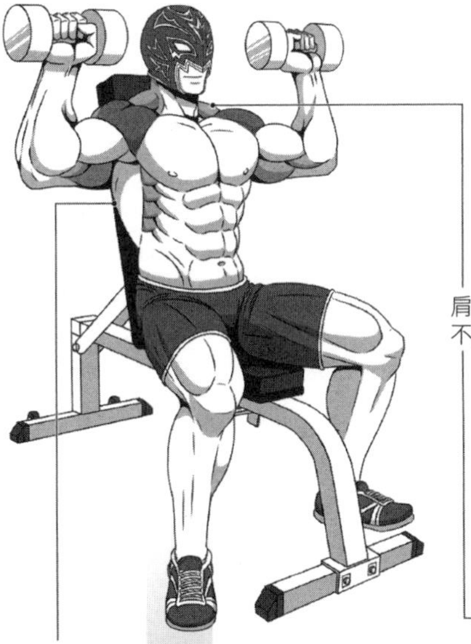
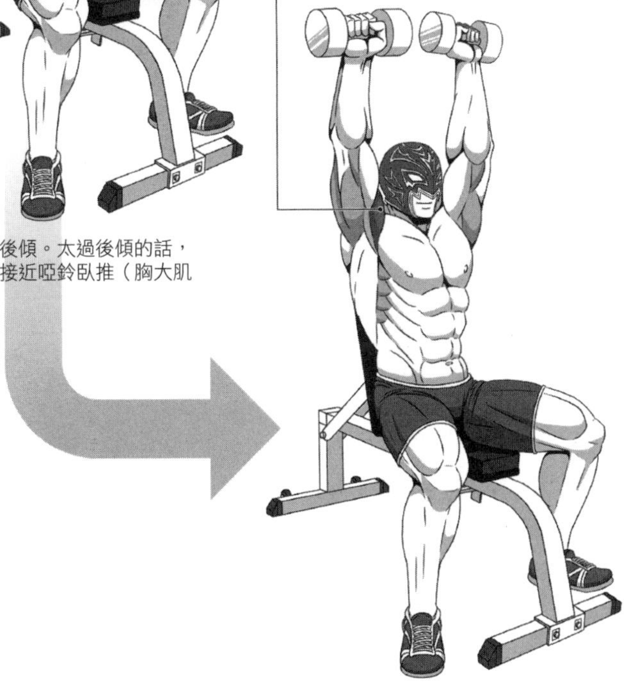
肩膀保持下沉，
不要聳肩。
背部不要太過後傾。太過後傾的話，
動作姿勢就會接近啞鈴臥推（胸大肌
項目）。

束無法在其他部位的訓練中被練到。因此，有意識地鍛鍊肩部的人，和鍛鍊時不加思索的人，在體型上就會產生明顯的差異。

三角肌是倒三角形體型的兩個頂點，如果把肌肉練起來，外表看上去就會十分明顯。中階以上想要雕塑出倒三角體型的人，不妨在菜單中加入鍛鍊三角肌中束的項目（阿諾推舉、側平舉等），初學者的話就暫時還不必練到這些項目。

重訓項目 6

俯身划船

這是能鍛鍊到整個背部肌肉和肱二頭肌的多關節項目。一開始從大約二十至四十公斤練起即可。雖然根據身高、體重的不同，也會有所差異，不過大致來說，中階者可以練到六十公斤，高階者則可練到一百公斤。

這個項目的好處是，一開始練得好的話，其他機械訓練、自由重量訓練的划船類項目，全都能手到擒來。但另一方面比較棘手的是，它雖然是基本項目，但需要一番苦練才能掌握

❻ 俯身划船

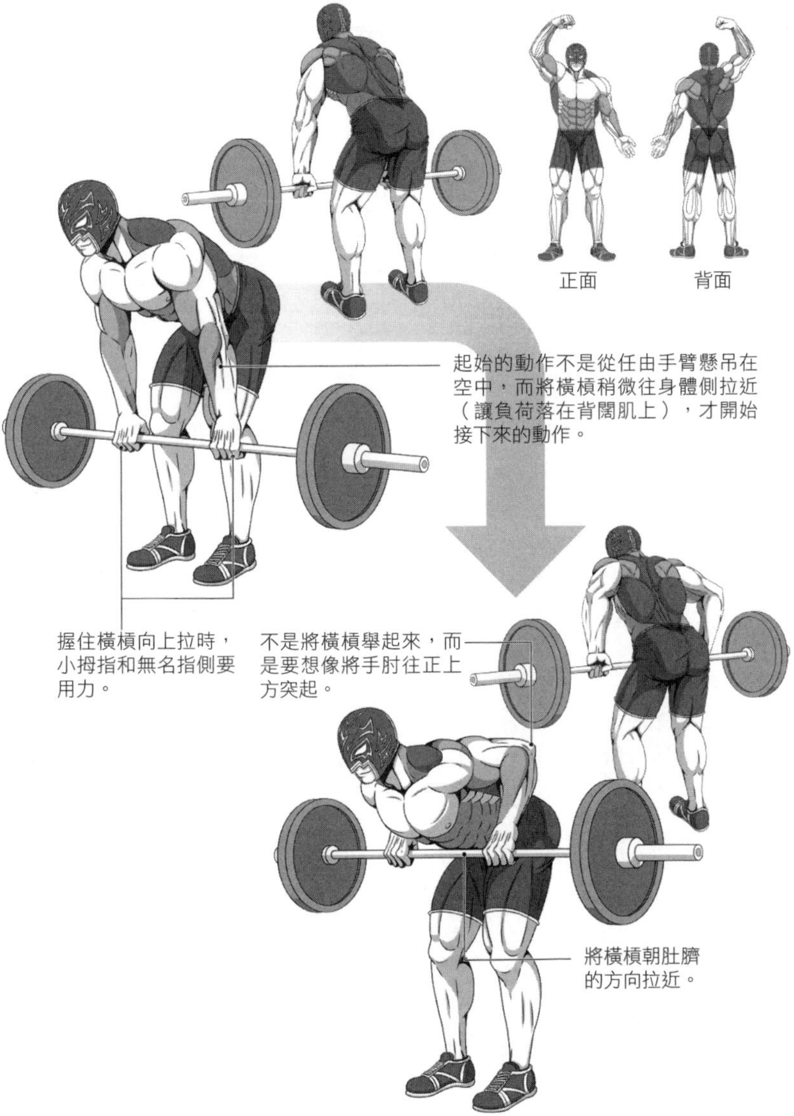

正面
背面
起始的動作不是從任由手臂懸吊在空中，而將橫槓稍微往身體側拉近（讓負荷落在背闊肌上），才開始接下來的動作。
握住橫槓向上拉時，小拇指和無名指側要用力。
不是將橫槓舉起來，而是要想像將手肘往正上方突起。
將橫槓朝肚臍的方向拉近。

訣竅。老實說，這個項目有些困難。對無重訓經驗者來說，這是少有機會接觸的項目，所以最初可能會感到手足無措。

雖說如此，划船這個動作本身，其實就是「如同運動會拔河的手臂使用方式」，照理來說應該沒有那麼困難。從事俯身划船時，讓手肘向後方突刺，就能順利達成此動作。正如前述，如果還是感到難度太高的話，可更換成坐姿划船或啞鈴划船。

接下來的四至六週（STEP 2）

從STEP 2起，就要將反覆次數提高到八至十二下，正式開始逐步增加負荷。這時須注意的是，不要忘記之前練好的姿勢。不要利用反作用力勉強做出推舉等動作。先遵守正確的動作姿勢，再持續增加負荷，肌肉才會逐漸增加。

在你完成這份訓練菜單的時點，你就已經奠定好重訓基礎了，因此可以開始挑戰新的項目。主要是挑戰使用啞鈴的項目，例如，深蹲改為保加利亞分腿蹲（Bulgarian Split Squats），仰臥推舉改為啞鈴臥推，滑輪下拉改為引體向上，軍式推舉改為啞鈴臥推或阿諾推舉（Arnold Press），俯身划船改為啞鈴划船。啞鈴使用起來較槓鈴不穩定，動作的自由度

STEP 2（期間：4～6週，目的：學好動作姿勢，所需時間：60分鐘）						
項目	組數	反覆次數	剩餘力量	休息時間	目標肌肉	動作
槓鈴深蹲	3	8～12下	2下	1～2分鐘	腿部 臀部	深蹲
硬舉	3	8～12下	2下	1～2分鐘	腿部 背部	深蹲 髖鉸鏈
仰臥推舉	3	8～12下	2下	1～2分鐘	胸部	撐
滑輪下拉 （引體向上）	3	8～12下	2下	1～2分鐘	背部	拉引
肩上推舉	3	8～12下	2下	1～2分鐘	肩部	推舉
俯身划船	3	8～12下	2下	1～2分鐘	背部	划船

STEP 2		
期間	4～6週	完成這份訓練菜單後，可以繼續重複執行這份菜單，也可以加入新項目，或變更2～3分組式循環訓練。
頻率	2～3次/週	建議1週3次，每次間隔1天，例如週一→三→五；若遇到身體來不及復原，或抽不出時間的狀況，1週2次即可。
訓練時間	45～60分鐘	因為注意力最好能放在訓練上，所以不必太在意時間長短，但從結果來看，應該會在45～60分鐘左右。
反覆次數	8～12下 （剩餘力量2下）	一邊維持正確動作姿勢，一邊逐步增加負荷（增加負荷的方式參考第2章）。不要練到極限，約保留1～2下的剩餘力量。
目的	動作姿勢的習得 養成重訓的習慣 肌肉的成長（肌肥大）	訓練時，仍要持續重視動作姿勢。因為會逐步增加負荷，所以肌肉也會跟著增加。做訓練筆記，記錄各個項目的反覆次數與使用重量。

較高，因此難度也會提高，但只要基本項目的動作姿勢都已奠定，應該就能輕鬆上手。

當復原所需的時間拉長，每次訓練中的反覆次數和重量無法再增加時，表示全身式訓練已經很難再幫助你增肌，此時可以升級成分組式循環訓練。快的話，會在幾個月內就需要升級。

3

適合初學者的「機械訓練」菜單

雖然筆者一直在鼓勵讀者做自由重量訓練，但對女性或不擅運動的人來說，在健身房裡若沒有私人教練的直接指導，要自行開始從事以自由重量訓練為主的重訓，或許十分困難。這時候，建議可以從機械訓練開始做起。透過機械訓練習慣重訓後，再一邊鍛鍊體魄一邊慢慢地轉移到自由重量訓練項目上，就能無痛升級了。

不過，如前所述，若要雕塑體型，光靠機械訓練是有其極限的，因此終究會需要挑戰自由重量訓練。有人可能會想說「只做機械訓練應該也能增肌吧」，但只要健身房裡，觀察那些以機械訓練為主和以自由重量訓練為主的健身者之間的體格差異，答案就一目瞭然。

圖表中所介紹的是，能將全身肌肉練過一輪的五種項目。一般的健身房都有這些器材，想要做到這些器材，應該不成問題。一週二至三天，一次三十至四十分鐘左右，即使忙碌的社會人士，只要真的有上健身房，應該都持續得下去。另外，如果你是想從事以減重為目的的

以機械式器材為主的訓練（所需時間：30～40分鐘）					
項目	組數	反覆次數	剩餘力量	休息時間	目標肌肉
大腿推蹬	3	10～15下	2下	1～2分鐘	腿部臀部
胸部推舉	3	10～15下	2下	1～2分鐘	胸部
滑輪下拉（引體向上）	3	10～15下	2下	1～2分鐘	背部
肩上推舉	3	10～15下	2下	1～2分鐘	肩部
坐姿划船	3	10～15下	2下	1～2分鐘	背部

的簡易重訓，但卻不知從何下手的話，也可以先從這份訓練菜單開始做起。

重量設定在感覺「好像有點重」的程度即可，沒有必要強迫練到極限。不過，重量太輕的話，練起來不會有成效，因此請注意不要使用太輕的重量，讓訓練變成一種打發時間。只要從事一到兩個月左右，就一定能提高基本體力，並養成上健身房的習慣。這時候，再慢慢開始挑戰自由重量訓練的項目吧。

4 適合初學者的「在家訓練」菜單

許多人因為健身房會費太高、離家太遠無法常去、不適應健身房裡的氛圍、想節省時間等等理由，而想實踐在家訓練。這一節就要向這樣的讀者，介紹如何在家中從事正式的重訓。

家中有重訓設備的好處是，可以利用零碎的空閒時間練重訓。除了單純不想上健身房之外，其他像是無法騰出一段完整時間的人，也可以選擇在家訓練作為有效的解決之道。

在家訓練的重點是，以最低的限度導入能鍛鍊到全身肌肉的器材。若是以維持健康為目的的簡單重訓，最初從一天五到十分鐘、只需一張瑜伽墊的重訓開始練起也不錯，但若是「想增加肌肉、得到壯碩體格」的話，不使用器材的徒手訓練是不可能辦到的，還是得備齊一定程度的器材與用品。雖說如此，初學者應該不會想從一開始就將龐大的費用投資在設備上，因此這裡要介紹的是，如何以三萬多日圓的預算，在家從事有效的重訓。

在家訓練者須購入的用品

雖然不必大費周章到買個龍門架（Power Rack）放在家裡，但為了鍛鍊到全身，還是需要一定的設備。在家訓練者須備齊的最低限度健身用品有以下四種。

①啞鈴二十至三十公斤

一般體型的男性，至少必須準備單手二十公斤的啞鈴。若是身高一百八十公分以上，或體重七十公斤以上的人，則建議準備單手三十公斤以上的啞鈴。

一般啞鈴的價格不高，若預算充足的話，不妨考慮購買「快速調整啞鈴」，這樣可省去一道拆換配重片的功夫。自己試過一次就會知道，啞鈴配重片的拆換，出乎意料麻煩。如果我是正要開始在家中從事正式重訓的初學者，那我一定會毫不猶豫地購買快速調整啞鈴。

另外，只要購買啞鈴，商家自然會附上卡扣，因此看起來好像不必再另外購買，但有一種叫做「槓鈴快扣」（Barbell Collar）的商品，它是用來固定啞鈴配重片的道具，有它的話，配重片的拆換將方便許多，不妨也一併購買。

如果你買的不是快速調整式的啞鈴，沒有槓鈴快扣的話，配重片的拆換恐怕將成為一件超乎想像的苦差事。

②W型彎曲槓

W型彎曲槓（EZ Curl Bar）是一種像蛇一般，彎曲成W形的槓鈴。這個形狀能讓手腕以自然的角度使用槓鈴，其用途廣泛，包括手臂、背部、肩部的訓練都能用上，是一項十分基本的器材。雖然光靠啞鈴也能訓練到全身，但只要有了一只槓鈴，訓練的變化性就會大幅增加。

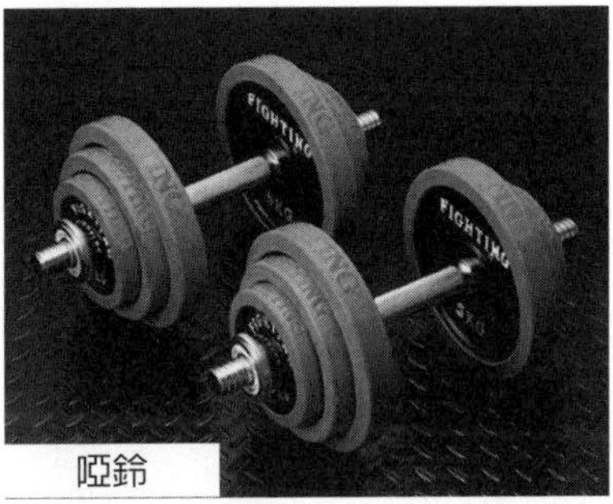
啞鈴

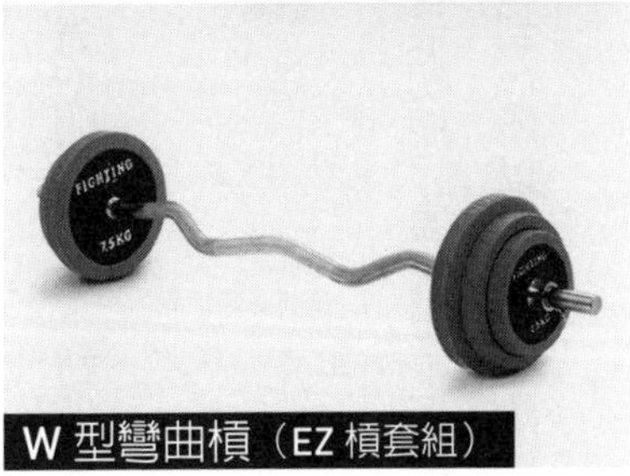
W 型彎曲槓（EZ 槓套組）

©2020 FIGHTING ROAD

③引體向上機

這是用來從事引體向上的器材。背部訓練有兩種，一種是手臂從身體前方向後方拉的划船類，另一種是從頭上方向腰部牽引的拉引類，這兩種訓練都十分重要。不做引體向上的話，將會沒有任何拉引類的訓練。因此，引體向上機是在家訓練的必備器材。

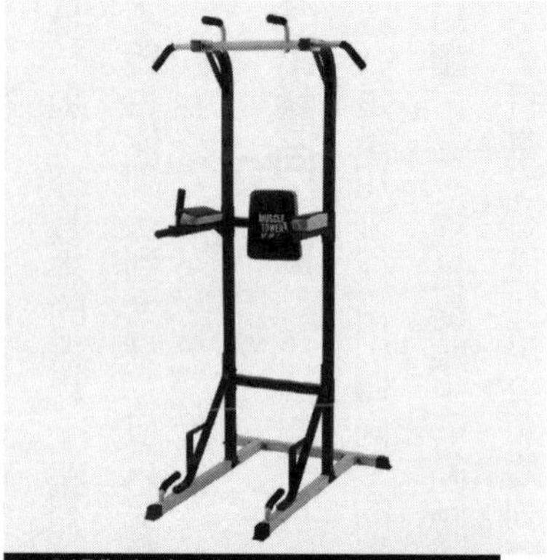

引體向上機（室內單槓機）

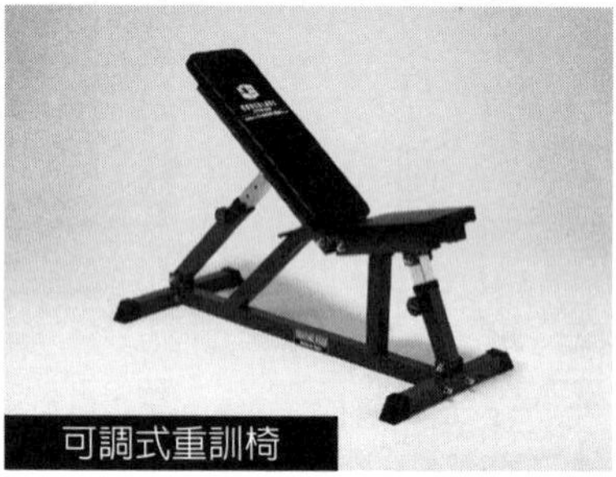

可調式重訓椅

©2020 FIGHTING ROAD

引體向上對初學者來說相當困難，因此可以購買三百元左右的橡膠彈力帶作為輔助，用來降低體重，減輕負荷。

家中若沒有空間擺放引體向上機，也可以使用門上單槓，這是一種掛在門框上的商品。在家中門框可以加掛的情況下，既想要重訓又想節省空間的話，不妨考慮門上單槓。

④可調式重訓椅

可調式重訓椅是可以改變椅背傾斜角度的訓練用長椅。雖然在最初期只要使用平板重訓椅就夠了，但訓練的變化性將會受到局限。因為日後一定會需要用到，所以不妨一開始就入手可調式重訓椅。

有了可調式重訓椅，就能從事上斜啞鈴推舉（Incline Dumbbell Press）、斜板平舉（Incline Raise）等項目，訓練的變化性將增加不少。若家中空間不夠，建議購買折疊式的可調式重訓椅。

在家訓練的訓練菜單

訓練頻率、時間長度

和在健身房訓練一樣，一週二至三天，一次四十至六十分鐘。可以每次間隔一天，一週訓練三次，例如週一、三、五鍛鍊。如果騰不出時間，或體力不支的話，一週訓練兩次也沒問題。

項目

這份訓練菜單是利用四種器材，完成健身房訓練中的五到七種項目，藉以達成鍛鍊到全身肌肉的正式重訓。在這個時點，在家訓練的訓練菜單，跟健身房中給初學者的訓練菜單，並沒有太大的差別。

若覺得手臂的訓練不足，則可追加兩種手臂訓練的項目（臥姿三頭肌伸展〔Lying Triceps Extension〕和二頭彎舉）。其實只要從事多關節項目（在這份菜單中是引體向上、肩上推舉、俯身划船），手臂就能得到一定程度的鍛鍊。另外，在進行兩種手臂訓練項目時，也可利用超級組合的方式（參照第二章），以縮短訓練時間。

採取在家訓練的話，腿部訓練方面，強度一定會較為不足，因此可以積極利用保加利亞分腿蹲（分腿下蹲）來補強。我想應該沒有人會有「透過在家訓練，練出巨大的腿部肌肉」的需求，因此做到這個程度即可。

從事這個項目時，即使徒手也很吃力，剛開始可以不拿負重物，如果有餘力的話，就邊拿啞鈴邊進行。保加利亞分腿蹲的做法分成兩種，一種是能刺激到臀部，另一種是能刺激股四頭肌（大腿前側的肌肉），訓練時不妨利用想像，有意識地改變主導動作的肌肉。

最大的問題是引體向上。這是一項將全身的重量舉起的徒手訓練項目，強度極高，即使一開始就能辦到，恐怕最多也只能做個一兩下。如前所述，雖然多少有點麻煩，但這時建議用橡膠彈力帶作為輔助，以支撐體重。或者，也可以先利用跳躍將身體舉起，只練離心收縮（下降身體時的動作）。

在家訓練的訓練菜單							
項目	組數	反覆次數	剩餘力量	休息時間	目標肌肉	使用器材	備註
保加利亞分腿蹲	3	10～15下	2下	1～2分鐘	腿部臀部	啞鈴	太吃力的話，徒手即可。
啞鈴臥推	3	10～15下	2下	1～2分鐘	胸部	啞鈴	
引體向上	3	10～15下	2下	1～2分鐘	背部	引體向上機	無法辦到引體向上的話，可另外購入橡膠彈力帶作為輔助。
肩上推舉	3	10～15下	2下	1～2分鐘	肩部	啞鈴 or W型彎曲槓	
俯身划船	3	10～15下	2下	1～2分鐘	背部	啞鈴 or W型彎曲槓	啞鈴的話是一次練一隻手，W型彎曲槓的話一次練兩隻手。
（臥姿三頭肌伸展）	2	10～15下	2下	1～1.5分鐘	肱三頭肌	W型彎曲槓	感到不足時的追加項目。
（二頭彎舉）	2	10～15下	2下	1～1.5分鐘	肱二頭肌	W型彎曲槓	感到不足時的追加項目。

無論如何，這個項目都需要強大的肌力，因此需要一段時間才能上手。只要能徒手做十次引體向上，就算得上是重訓中階者的程度了。對初學者而言，最初的一項明確目標就是，將背部肌肉鍛鍊到能做十下引體向上的水準。

第 4 章

費雪曼式肌肉飲食理論

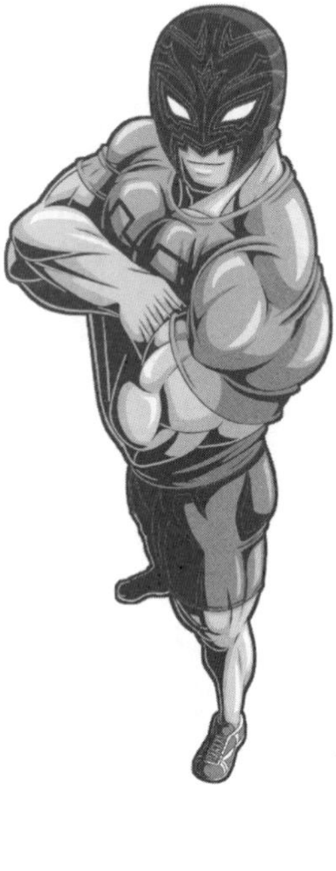

1 與重訓同等重要的飲食控制金字塔

在肌肉的建構上，飲食和訓練同等重要。即使拚命訓練，如果滿分是一百分，也只能得三十分。飲食方法不對，就會讓你在健身房裡付出的努力，付諸流水。

不過，飲食比訓練簡單、單純十倍以上，只須了解飲食中哪些要素與增肌有直接關聯，並加以實踐。請放心，飲食不必做什麼額外的事，只有基本原則需要注意。

飲食控制金字塔中高度影響重訓成果的要素

在飲食控制上，初學者只要記得三個重點：**一整天的熱量收支、主要營養素，以及微量營養素**。其他要素對增肌影響性不高，做到也頂多是額外加分，因此不必太在意。

主要營養素是指，三大營養素的碳水化合物、脂質、蛋白質。而微量營養素是指，維生素和礦物質這兩種少量的營養素。從金字塔最下層，到微量營養素為止，只要這三層都合格了，就能得到八十分，這是連教練都會讚美的飲食控制。

這個呈現飲食影響性高低的金字塔，是普及全球的體型雕塑基本方法，也是最值得信賴的飲食控制準則。無論是增肌或減重，都會依照這個高低順序影響其結果。

無關緊要的小事不必在意

體型雕塑的初學者在初期，往往完全無法理解這個金字塔的意義，就連筆者也不例外。初學者會忽略底部三層的體型雕

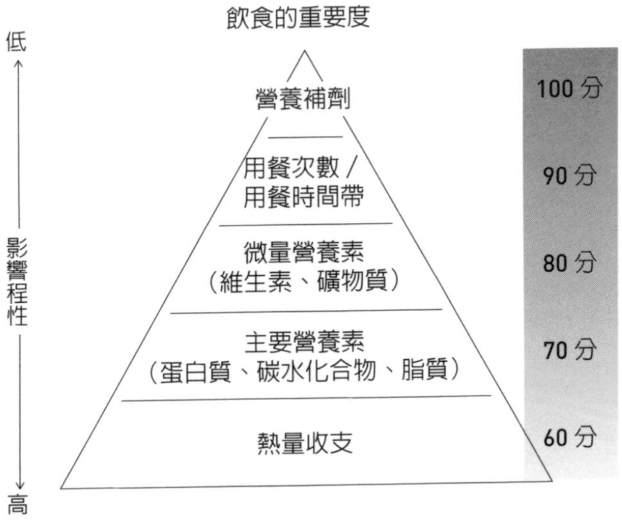

塑基礎，反而對影響程度低的用餐次數、時間帶、營養補劑，在意得不得了。

關於節食減重，一般常聽人說「睡前吃東西會胖」，但科學上則顯示，**「脂肪的屯積與幾點用餐沒有太大的關係，一天的總攝取熱量才是影響要素。」**體型雕塑也是如此，初學者的刻板印象與實際情形有著巨大的落差。

若能在最佳的時間點攝取三餐、高蛋白，當然是再好不過。但更重要的是，只要一整天的必需營養素攝取足夠，肌肉就能增長。然而，保健產業卻透過媒體和社群網站，宣傳「三餐的時間點很重要」「某某營養補劑很有效」，將影響性較低的資訊，說得彷彿事關重大。

我敢斷言，在飲食方面，體型雕塑初學者最後得出的結論，一定是「熱量收支、主要營養素、微量營養素」這三項要素最重要。希望讀者不要因為太過在意其他影響性較低的資訊，而徒增無謂的壓力，甚至放棄雕塑體型。

讓肌肉確實增加的三項要素

接下來，筆者要解說的是，從事重訓時該吃什麼。

正如前述，在飲食方面，體型雕塑有三項不可或缺的要素：①熱量收支、②主要營養素（碳水化合物、蛋白質、脂質）、③微量營養素（維生素、礦物質）。以下就來逐一說明，這三項要素會對增肌造成什麼樣的影響。

①熱量收支要有盈餘

人體處於「熱量盈餘」的狀態時，肌肉較容易一口氣大量增加。熱量盈餘是指「攝取熱量大於消耗熱量」。筆者稱之為「熱量盈餘法則」。在增肌的飲食控制中，這是最重要的一項理論。

從身體的機轉來思考，也能理解這個道理。脂肪其實就是熱量的儲蓄。從整個人類史來看，隨時都能在家中的電冰箱裡找到食物，是非常晚近才出現的生活形態，長久以來，人類都是在長期食糧短缺的狀態下，設法存活下來。

生存危機當前，使用寶貴的熱量製造肌肉，並進一步提高身體的消耗熱量，這對謀求生存的身體機轉來說，是不合理的選擇。重訓的最初期，因為有初學者紅利，所以即使在脂肪減少的狀態下，肌肉還是能增加，但訓練一段時間後，若不是在脂肪增加的狀態下，肌肉就無法有效率地增加。

像是健美選手、高階重訓者等老練的健身者，之所以會在非賽季的期間增加脂肪，不是因為脂肪會轉換成肌肉，而是因為不處在熱量盈餘的狀態，肌肉就無法增加。

順帶一提，**脂肪（甘油和脂肪酸）不可能轉換成肌肉（胺基酸）**。因為胺基酸雖然可以轉變成其他胺基酸（轉胺基作用），但人體並沒有利用其他物質，製造出胺基酸的機制。

雖說「不處在熱量盈餘的狀態，就很難增加肌肉」，但希望你不要因此而誤以為「想要增加肌肉，就需要脂肪」。

正如前述，在重訓的最初期，即使在減少脂肪的狀態下，也可以增加肌肉。每個人多少有些差異，不過這個稱為「初學者紅利」的時期，大約會持續半年到一年左右，這段時間，即使只有攝取維持熱量（消耗熱量＝攝取熱量）程度的飲食，脂肪不會增加也不會減少，但肌肉還是可以持續增加。

要注意的是「並非攝取愈高的熱量，肌肉就會增加愈多」。只要稍微達到「攝取熱量大於消耗熱量」的狀態即可。

沒有必要天天計算熱量。你只要在你覺得「持續這樣的飲食，脂肪好像會增加一點點」時，維持住這個程度的飲食即可。請記住兩件事——「在熱量盈餘的狀態下，肌肉才容易增加」，以及「在節食（減少脂肪）的狀態下，肌肉很難增加」。

前面雖然說「因為有初學者紅利，即使只有到達維持熱量，肌肉也能增加」，但這是給中等體型、中等身高者的建議。瘦子身材的人多半都是不容易長肌肉的體質，還是必須遵守熱量盈餘法則。

老實說，筆者就是屬於這種體質，所以我很清楚無法到達應有飲食量的心情。印象中，我在老家吃晚餐時，自己的那份我從來吃不完；學生時代，學校餐廳裡一般分量的餐點，連身材嬌小的文學院女生都吃得完，我這個運動學系的男生卻吃不完，每次都還要拜託朋友幫我吃。

瘦子的特徵是「吃不完該吃的分量」。因為原本食量就小，如果三餐隨興吃的話，就無法達到熱量盈餘，反而會變成節食狀態。許多瘦子身材的人，即使一邊喝高蛋白飲料，一邊拚命練重訓，卻還是無法長肌肉。

如果拚命練重訓，肌肉卻都沒有增長的話，很有可能是因為熱量不足的緣故。網路上有「TDEE」（Total Daily Energy Expenditure，總熱量消耗）的網站，可以計算自己每天消耗多少熱量，請上網確認看看。

瘦子的飲食攻略法是「吃不完的話就用喝的」。有研究指出，肥胖體型的人經常攝取流質食品，我們就是要利用這一點，進行逆向操作的飲食策略。這是食量小又想要增肌的人的慣用招式。

筆者推薦的做法是，喝自己調配的「健身高蛋白奶昔」。很多人平常都只是將高蛋白粉泡水喝而已，但還可以再加上兩根香蕉（或麥芽糊精）、些許花生醬，用果汁機攪拌成高蛋白奶昔飲用。一天要喝一至二杯像這樣的高蛋白奶昔。用吃的很辛苦，用喝的就很簡單。如此一來，就能輕鬆攝取到增肌所需的熱量。比起吃洋芋片之類的垃圾食物來攝取熱量，這樣做更健康。

順帶一提，大部分稱為「增重奶粉」（Weight Gainer）的營養補劑，都純粹是由高蛋白粉和麥芽糊精（醣類）混合而成。既然如此，不如自己製作，還能省下一筆開銷。關於高蛋白奶昔的詳細食譜，只要上網搜尋，就能找到許多相關資訊。

②一天飲用兩杯高蛋白飲料攝取主要營養素

主要營養素是指碳水化合物、脂質和蛋白質。若要詳細討論，會比較艱澀，所以就先實踐「在平日飲食中，一天多喝兩杯高蛋白飲料」即可。只要不是過分偏食的人，都可以從這一步開始做起。

教科書式的指導都是「PFC（蛋白質、脂質、碳水化合物）的攝取比例要均衡」，但對初學者而言，光是思考熱量多寡就一個頭兩個大了，還要控管PFC的話，根本是天方夜譚。

「一天兩杯高蛋白飲料」聽起來沒什麼，但這可是有理論為依據的飲食方式。平均而言，日本人一日飲食的營養比例是，蛋白質占百分之十五，脂質占百分之二十五，碳水化合物占百分之六十。因為脂質的比例偏高，蛋白質的比例不

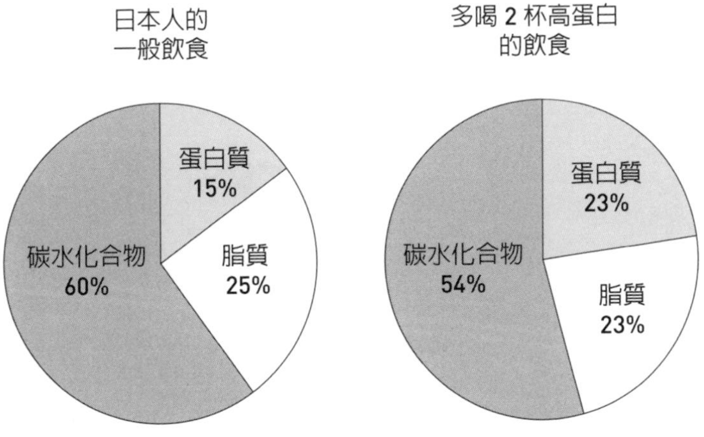

摘自：作者根據日本厚生勞動省〈國民健康營養調查〉繪製

足，所以這並不是增肌的最佳飲食比例。

不過，只要在這樣的飲食中，**一天加上兩杯高蛋白飲料，就會變成蛋白質百分之二十三，脂質百分之二十三，碳水化合物百分之五十四，離理想的營養比例更進一步**。如果訓練前再多吃根香蕉等的碳水化合物，那就幾乎是理想比例了。這是最實際且高效的做法。

你或許也曾聽過「蛋白質對增肌特別重要」的說法，但其實並不需要那麼多蛋白質。根據個人目標不同，詳細數字也會有所差異，不過以下這是一個可以參考的標準：從事負重訓練增加肌肉的人，一天需要「每公斤體重二點零公克」的蛋白質。

體重六十五公斤的人，需要一百三十公克的蛋白質。日本人的平均飲食（蛋白質八十公克／日），再加上兩杯高蛋白飲料（蛋白質約五十公克），就能達成這個數字。雖然在細節上，會根據每個人的年齡、飲食習慣而有高低不同，但筆者的建議是，從「在平日飲食中加上兩杯高蛋白飲料」開始做起。

③維生素與礦物質是肌肉的潤滑劑

維生素與礦物質，可說是增肌的潤滑劑，是不可或缺的營養素。人體燃燒醣類並轉換成能量來打造骨骼、肌肉，以及生成睪固酮，這些都與維生素、礦物質息息相關。

其中最重要的是氯化鎂和鋅。這些是體型雕塑的必需營養素，卻又很容易攝取不足。研究顯示，氯化鎂在肌肉的合成、肌肉收縮時的神經傳導上扮演重要的角色，而人體缺鋅的話，就會造成胰島素敏感性和睪固酮值降低。然而，日本人的飲食生活卻很容易缺少這兩種營養素，想要增肌，就必須刻意增加攝取量。

有人主張「從事重訓吃真食物（不使用營養補劑的飲食）比較好」，這是因為吃真食物的話，除了蛋白質、碳水化合物等主要營養素外，還能均衡攝取到維生素、礦物質等微量營養素和膳食纖維。只要均衡攝取多種食物，就能讓身體吸收到各種細部的營養素。

除此之外，提倡吃真食物的另外一大原因是，科學界至今仍未解開營養素的機轉。就連果糖這種代表性的營養素，都是直到最近才釐清其代謝機制的。既然如此，比較好的做法就應該是，不鎖定目標專門攝取增肌所需的營養素或營養補劑，而是透過真食物，在滿足味蕾的同時，攝取均衡的營養。

2

利用速效減重將重訓效果可視化

肌肉飲食理論2

絕對能剷除脂肪的減重法則

應該也有些人是，雖然想增肌，但覺得在那之前必須先剷除身上的脂肪。這種人就應該以製造熱量赤字、剷除脂肪為優先，而不是使用「熱量盈餘法則」。

別因為聽到「人體無法邊增加肌肉，邊減少脂肪」，就感到失望，其實這是有可能發生的！正如上一節所言，重訓初期是可以一邊增加肌肉，一邊減少脂肪的。這正是「初學者紅利」帶來的絕對優勢。

節食減重比增肌更能在短時間內，看出外貌上的成效。當你得到體型雕塑上的成就感時，就會提升自我肯定感，進而得到自信。而且，當你的體脂肪率從肥胖狀態降到一定程度時，睪固酮（雄性激素）、胰島素敏感性（胰島素對肝臟、肌肉等器官的作用力）的數值就會提高，體質上也會變得更容易增肌。換言之，重訓初期的節食減重，無論在心理或生理層面上，都能帶來好處，可謂一石二鳥。

熱量赤字是唯一需要遵守的事

雖然這本書一直在告訴讀者「重訓很簡單」，但其實減重比重訓簡單十倍以上。雖然根據每個人的體格、體脂肪率會有所不同，但任何人都能輕輕鬆鬆地在兩個月內瘦四到五公斤。因為節食減重的重要原則只有一項，那就是**「持續熱量赤字（消耗熱量大於攝取熱量）的飲食習慣」**。

每天持續熱量赤字的飲食習慣，脂肪就會自動被轉換成熱量來使用，因此會逐漸變瘦。採取熱量赤字的飲食，再加上從事本書所介紹的一週二至三次的初學者訓練菜單，不僅能剷除脂肪，還能維持肌肉量。

或許你會想說：「結果又是熱量，有沒有其他特殊方法可以教教我們嗎？」很遺憾地，比熱量赤字更有效的方法是不存在的。雖然坊間有各式各樣的減重方法，但無論是減醣、減油、香蕉減肥、斷食，這些方法都有一項共通點，那就是減重的大原則——「消耗熱量大於攝取熱量」。

許多節食減重的研究都指向一個答案：節食減重的結果取決於熱量。比方說，大規模比較減醣飲食和低油飲食的研究報告顯示，兩者的效果幾乎沒有差別，結果都是受到熱量收支的影響最大。

美國約翰斯・霍普金斯大學（Johns Hopkins University）專門探討減肥商品的研究報告指出，只有兩種商品是真正有效的，一種是以限制熱量為主的體重觀察飲食（Weight Watchers Diet），另一種是珍妮・克雷格減肥餐（只吃珍妮・克雷格減肥中心所送來的冷凍食品）。

順帶一提，**比起熱量控制，初期的減醣飲食，更能讓體重一口氣下降，但這只是因為原本與醣類結合的水分被排出體外而已。**

健美選手想要參加大賽，就必須剷除脂肪。在他們的節食方式中，最基本的原則，就是嚴格控管一天攝取熱量。或許你會想說，健美選手的節食法與一般人無關，但事實上，他們是在體型雕塑的巔峰上追求卓越，而一般人所採取的節食法，就只是將他們的做法加以稀釋而已。正如飲食金字塔所呈現的道理，熱量收支才是減重的主戰場。不遵守「消耗熱量大於攝取熱量」的法則，脂肪就不可能減少。

另外，請記住一點，運動所能消耗的熱量，比我們想像的少。健走一小時只能消耗一顆飯糰（約兩百大卡）的熱量。

比方說，你很認真地從事有氧運動，一週三天，一天六十分鐘，即使你自認很努力，但一公斤的體脂肪等於七千兩百大卡，而你所消耗掉的脂肪只有一百公克而已。換言之，透過有氧運動燃燒脂肪，重要性遠不及控制飲食中的攝取熱量，因此才會出現「減重九成靠飲食控制」的說法。

為何減重時不能忽略重訓

熱量赤字的問題在於，我們的身體會讓肌肉跟著脂肪一起減少。根據每個人的體脂肪率、熱量控制程度，結果會有所不同，但若是只有飲食控制的減重，減少的比例大概是「脂肪：肌肉＝3：1」（Quarter FFM Rule）。如果有從事有氧運動的話，可減少肌肉的流失；如果再加上重訓的話，可進一步減少肌肉消失的比例。因此，節食減重時一定要從事重訓，防止肌肉的流失。

總括來說，**真正能讓人瘦下來的減重法，就是每天持續實踐「消耗熱量大於攝取熱量」的飲食習慣，這是減少脂肪的大原則**。你的飲食只要符合了這項原則，其他像是要吃什麼食物，要怎麼吃，都可以按照自己習慣做選擇。

不過，有一點請別誤會，雖說熱量赤字是有必要的，但斷食數日或過度熱量赤字的做法，只會招來反效果。若不是在醫師的指導下，這種減重法純粹只是在讓體內的肌肉流失，製造出容易復胖的體質，進而對健康造成傷害。

再者，我們的身體是熱量下降太多的話，代謝也會跟著下降。凡事都要講求均衡與適量，不可過度減少熱量。參考的標準是男性不得低於一千五百大卡，女性不得低於一千兩百大卡。

節食減重時的一日攝取總熱量，以「目標體重（公斤）×二十五～三十大卡」為目標。持續達成這個目標，就能讓你的體型逐漸變成符合這個熱量的樣子。這就像使用十公斤啞鈴的人，手臂就會變成適合舉十公斤的粗細，身體會適應環境，肌肉和脂肪都是同樣的道理。

自動變成熱量赤字的飲食習慣

正如前述，減重最重要的是養成「消耗熱量大於攝取熱量」的飲食習慣，並且持之以恆。不能今天拚命忍耐，明天大吃大喝，而是最少要以月為單位，持續實踐，才有可能看到成果。

其實，體型在微胖到肥胖之間的人，往往只要改變部分的飲食，就能自動瘦下來。因為肥胖體型的人一定都是熱量攝取過多，而且養成了某種讓熱量超標的壞習慣。因此，一開始不必想太多，只要從去除造成肥胖的飲食原因開始做起。

嚴格來說，體型雕塑初學者在沒有教練的幫助下，對飲食做出天翻地覆的改變，是一種很不被推薦的做法，因為絕大部分的人在減重結束後，都會恢復成原本的飲食，因而復胖。講白了，不管你一時之間瘦了再多，只要你恢復原本的飲食，體型就會跟著恢復。所以，真正的節食減重，需要選擇一個瘦下來後也能持續的飲食方式。

照理說，只要回顧自己一週以來的飲食，應該就能找到熱量攝取過多的根本原因。先從此處開始做改變。例如，如果你每天都會喝含有大量砂糖的冷飲，那就改喝零卡的飲料。如果午餐老是吃油炸物的話，就可以改成健康的日式料理。要避免吃高熱量密度高的油炸物、洋芋片、冰淇淋，以及高脂食物，改吃熱量密度低的食物。

除了像這樣有意識地改變自己選擇食物的基準之外，還要慢慢在生活中導入能自動降低熱量攝取的飲食習慣。以下是三種值得嘗試的做法：

①早餐改成喝高蛋白奶昔。

②實踐不吃早餐的「部分斷食」。

③將白飯改成糙米飯（膳食纖維較多的米飯）。

與其開始吃某種特別的減肥餐，不如先從平日飲食中的小處著手，這樣才更容易養成熱量赤字的習慣，也能降低復胖的機會。自我勉強的節食減重法，一定會讓你在瘦下來之後，產生任務達成的感覺，結果再度開始暴飲暴食的生活，體重也就會跟著反彈。

只要持續從事本書介紹的訓練菜單（一次六十分鐘，一週二至三次），維持住肌肉量，你就能以自然的方式減重，方便又簡單。筆者還是建議先從不自我勉強的方法開始做起。不管如何，只要能遵守熱量赤字法則，減重就一點也不困難。要把體脂肪降到百分之十以下（女性是百分之二十以下）十分辛苦，但要降到百分之十五以下（女性是百分之二十五以下），則是任何人都能毫不勉強就辦到的事。

費雪曼式「固定菜色飲食法」

如果養成了上述的習慣還是瘦不下來，或者想要變更瘦的話，則可以嘗試下面這個減重方法——「**固定菜色飲食法**」。顧名思義，這是一種固定飲食內容的節食法，類似於先前所介紹的珍妮・克雷格減重方式。

「早餐吃〇〇，午餐吃△△，晚餐吃□□」像這樣每天只吃固定的食物，身體所攝取的熱量也會固定。據我所知，這是最強大而確實的瘦身方式。體型雕塑初學者若想要靠一己之力減重的話，使用這個方法，最能得到確實的成效。

舉例來說，早餐喝高蛋白奶昔，午餐吃一顆飯糰，加上水煮雞胸肉和半熟蛋，晚餐吃糙米飯、納豆和豆腐，像這樣事前決定好三餐的菜色。每天吃一模一樣的食物，恐怕會吃膩，所以不妨加入一些不同菜色，例如第二天的晚餐吃糙米飯和沖繩炒苦瓜（以前指導過的學員經常吃的菜），選四到五種菜色輪著吃。

每天吃的都是事前已確認熱量的食物，所以不必煩惱「今天該吃什麼」就能確實達成「消耗熱量大於攝取熱量」的目標。缺點是相同菜色容易吃膩，但這能讓你輕輕鬆鬆瘦下來。

可依照自己的喜好，量身製訂三餐，例如午餐都吃酪梨和蛋白，或午餐和晚餐都吃納豆拌飯和豆腐，又或者三餐都吃養身餐飲業者的宅配便當等，這正是最強的減重方式。

肌肉飲食理論3

超高效（理想性）的重訓週期

「在熱量盈餘的狀態下肌肉容易增長。同時，脂肪也會稍微增加。體脂肪率提高，睪固酮值就會下降，肌肉就會變得不容易增長。」這是肌肉與熱量的法則。根據這個法則，**最理想的增肌方式就是，在增肌期（增加肌肉的期間）和減脂期（維持肌肉並減少脂肪的期間）之間反覆來回。**

具體做法是，反覆來回於增肌期（二至三個月）與減脂期（一個月）之間，前者要製造熱量盈餘的狀態，讓肌肉增加，同時脂肪也稍微增加；後者要製造熱量赤字的狀態，一邊維持肌肉，一邊減少脂肪。體脂肪率的參考標準為，超過百分之十五（女性為百分之二十五）

理想增肌法的基本模型（中階以上則絕對必要）

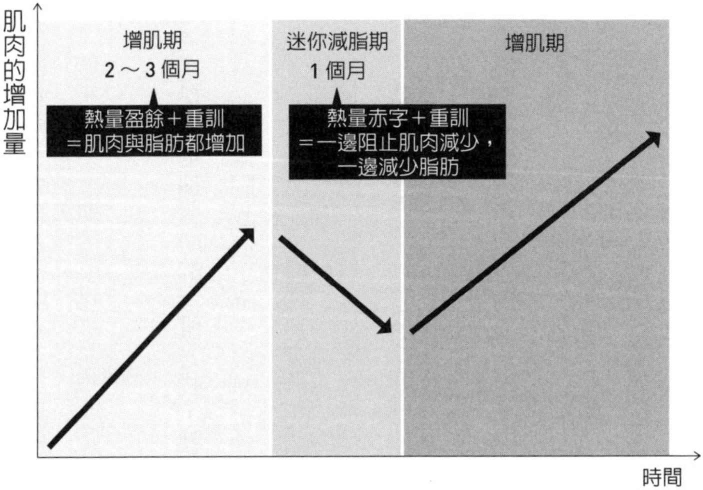

左右，就要考慮進入減脂期，並且減到百分之十二到十三（隱約可看到腹肌的程度）。實踐這個循環週期，是最有效率的增肌方式。

不過，重訓初學者的肌肉很容易增加，脂肪不怎麼增加也能增肌，在最初期即使在熱量赤字的減脂狀態下，也能增肌，所以此時不一定要設置增肌期和減脂期。相對地，到了中階以上，或者瘦子體型而不易增肌的人，則最好從初期就開始實踐這個循環週期。

增肌期要以「精瘦增肌」為目標

雖說要製造熱量盈餘的狀態，但絕非攝取愈多熱量，就會長愈多肌肉。只要熱量稍微超過即可。

一天消耗兩千五百大卡的人，以攝取兩千七百到兩千八百大卡左右為宜。即使攝取到三千大卡、四千大卡，肌肉的增加量也不會改變。沒有必要為了長肌肉而變肥胖，只要熱量達標即可。

這種盡量不**增加脂肪的增肌方式，就叫做「精瘦增肌」（Lean Bulk）**。脂肪增加太多的話，還會造成睪固酮值下降，以及可進行增肌的期間縮短、須進行減脂的期間拉長等壞處。因此，一邊增肌，一邊盡量不讓脂肪增加的「精瘦增肌」，是最佳的做法。

關於一日的熱量消耗量，只要在網路上用「TDEE」（總消耗熱量）搜尋，便能找到計算網站，請簡單地確認一下自己的推估值。將一日的攝取熱量，控制在比消耗熱量多兩百到三百大卡，即可達成精瘦增肌。

若要每天計算飲食的熱量，過於麻煩，因此筆者建議，一開始只要計算兩三天左右的飲食中所攝取熱量，之後感到「好像長了一些脂肪」時，再對熱量攝取加以節制，用這種體感的方式進行飲食控制即可。

3

初學者的營養補劑正確用法

肌肉飲食理論4

營養補劑的有效使用方式

營養補劑明明不是藥物，卻被宣傳成服用了就能獲得絕大的效果。許多人都因此產生誤解，但營養補劑只能當成飲食的一部分，因為營養補劑不過是食物中的特定成分濃縮而成的食品而已。**營養補劑的目的是「補充飲食中容易缺乏，但又會對增肌產生高度影響的營養素」**。

正如本章開頭所言，對增肌會產生高度影響的要素包括：①熱量收支↓②主要營養素

（蛋白質、脂質、碳水化合物）的比例→③微量營養素（維生素、礦物質、促進身體代謝的少量營養素）。然而，平常很難光靠飲食充分攝取到這三項要素，因此才需要使用營養補劑。基本上，對初學至中階程度的人而言，營養補劑就只有這項功效而已。

滿足上述條件的主要營養補劑，大概只有三種：乳清蛋白粉（高蛋白）、綜合維生素與礦物質，以及肌酸（Creatine）。另外再加上麥芽糊精等的醣類營養補劑，就已足夠。

要使用輔助性的營養補劑（BCAA、EAA、HMB、瓜胺酸、β-丙氨酸、咖啡因等）也不是不行，但不會產生太大的差異。這些營養補劑只能將八十分的飲食，提高到八十一、八十二分而已。到了需要更加提高重訓品質的高階後，才會為了這些許的差異，使用這些營養補劑。

筆者當然了解初學者也想嘗試各種營養補劑的心情，所以我不是在警告「絕對不能使用」，我想說的是「初學者只要使用主要的營養補劑，就已足夠」。

有一點必須提醒的是，**營養補劑其實也要價不菲，拿這些錢來上私人教練課，接受動作姿勢的指導，反而會對你的重訓有一百萬倍的幫助**。沒有什麼投資比初期的私人教練課的姿勢指導，具有更高的CP值。

有些人提出「攝取營養補劑不會有效果」「其實身體無法藉此吸收養分」的看法，但實際上是如何呢？這種說法完完全全是誤解。請安心使用適量的營養補劑。

筆者剛進大學時，也曾對營養補劑的效果抱持懷疑，因此向一位在某體育項目的日本代表隊中擔任營養指導的營養學教授詢問：「營養補劑真的有效嗎？吃真食物會不會比較好？」

教授的回答是：「沒有這回事。透過營養補劑進行營養控制比較容易，所以能讓運動員有穩定的運動表現。對運動員而言，未來的時代將會變成，三餐只是味蕾享受，營養補劑才是攝取營養的主要來源。」當時我聽了十分震驚。

營養補劑的問題在於，被販賣業者誇大效果，以及被標榜錯誤的效果販賣。ＨＭＢ、ＢＣＡＡ就是典型的例子。其他保健類營養補劑，還包括葡萄糖胺、膠原蛋白等，這些都是在沒有科學佐證的情況下，被業者理所當然地販賣，請小心受騙上當。

用三種營養補劑補充容易缺乏的營養素

這裡將逐一說明，各種增肌用的營養補劑的具體攝取方法。不僅適用於初學者，對中階以上的健身者也十分有效，請多多參考。

高蛋白（乳清蛋白粉）

目的：補助攝取蛋白質
攝取時間：起床後（早餐）、訓練的一個小時前、訓練結束後立刻、就寢前
參考攝取量：一次約二十至四十公克

光靠三餐，很難攝取到所需的蛋白質量，因此建議利用高蛋白作為輔助。因為每公克的蛋白質成本，透過高蛋白粉攝取，比透過三餐攝取便宜，所以也能節省伙食費。高蛋白粉能產生的增肌效果，已得到科學上的確認，其科學證據也十分可信。

高蛋白飲料什麼時候喝都可以，不過推薦在血液中的胺基酸濃度偏低的時候，包括起床後、訓練一小時前、訓練後立刻，或就寢前。許多健身者都是在訓練後立刻攝取。無論何時攝取，在飲用高蛋白的同時，也要攝取香蕉等的醣類，這是基本原則。和雞肉、雞蛋一樣，基本上高蛋白飲料不該單獨飲用。

一般的健康指南鼓勵大眾，訓練後即使不喝高蛋白飲料，也該盡快進食。筆者是在晚餐前從事訓練，訓練後我會趁距離晚餐還有一段時間的時候，飲用混合了高蛋白粉＋肌酸＋醣類的飲料。

高蛋白粉的種類

高蛋白粉主要有三類，分別是以牛奶為原料的乳清蛋白（Whey Protein）和酪蛋白，以及以大豆為原料的大豆蛋白。市面上的商品大部分都是乳清蛋白，只要你不是蔬食者、素食者，那麼選擇動物性蛋白質的「乳清蛋白」就錯不了。

因為乳清蛋白是具備了各種優點的蛋白質，包括「吸收快、吸收率高、價格便宜、口味多樣、白胺酸（Leucine，為肌肉合成打開開關的胺基酸）比例高、必需胺基酸比例在五大蛋白質（乳清蛋白、酪蛋白、蛋類蛋白、大豆蛋白、小麥蛋白）中表現最優異」。大部分的健身者都是選擇乳清蛋白。

至今仍有人認為高蛋白粉是來路不明的粉末，但其成分就只是蛋白質而已，飲用高蛋白飲料攝取蛋白質，跟食用雞肉、雞蛋攝取蛋白質，並無二致。乳清蛋白的原料就是乳清，乳清是製作乳酪所產生的副產品。乳清脫水、去脂、去醣，就會濃縮成粉末狀的乳清蛋白粉。因此，高蛋白粉雖然是營養補劑，但幾乎可以算是真食物。

此外，高蛋白粉也具有很好的美容效果。因為，從肌肉、毛髮、指甲，到皮膚，身體上上下下的所有組織，都是由蛋白質所形成的。

順帶一提，以乳清為飼料飼養的豬所製成的肉，就是有名的乳清豬肉（Whey Pork）。乳清豬不易生病，而乳清豬肉又富含不飽和脂肪酸（植物及魚類脂肪中富含的油脂），也較無腥臭味，肉質十分優良。

如何選擇高蛋白粉

選擇高蛋白粉之際，首先要確認的是「整體裡蛋白質所占比例」。最近多數的高蛋白粉，蛋白質含量都在百分之八十上下，購買時，至少要選擇百分之七十以上的商品。一定要避開蛋白質含量過少的劣質品。

再者，關於品牌的選擇，只要根據自己的喜好即可。大致可分為日本品牌和日本以外的品牌，著重價格與安全性的話，可選擇歐美大廠；著重口味的話，可選擇日本品牌。不知道如何選擇時，一開始不妨從日本著名品牌的高蛋白粉入手。

不過，日本以外著名品牌的高蛋白粉，品質基本上都比日本品牌來得高。一般商品給人的印象是，日本產的品質比其他國家產的品質高，但以高蛋白的商品來說，日本以外的廠牌不但價格便宜，而且在安全性上也比日本製商品更有保障。

他國品牌之所以便宜，是拜原料成本低，以及市場大、可大量生產所賜。他國廠牌不會因為價格較低，品質就比較低劣，而且美國與歐盟的大廠，在安全層面上設立的標準也較日本高。

這是因為，在歐美只有取得了GMP（Good Manufacturing Practice，優良製造規範）嚴格的品質認證的工廠，才能生產製造高蛋白粉；反之，日本只有藥品的製造工廠才需要取得GMP認證。順帶一提，韓國、中國也已導入了這項生產標準，在營養補劑方面，日本已成了落後國家。換言之，日本產高蛋白商品的品質，可說是全憑廠商的良心與管理制度決定。

在美國，高蛋白粉商品的製造，還會全面受到美國食品藥物管理局（U.S. Food and Drug

Administration，簡稱FDA）把關，這是一個具有法律強制力的政府機關，可以執行重罰。

FDA會對美國的製造工廠及廠商，進行突擊檢查，違反規定者，會被迫中止販賣、中止營業。不僅如此，因為歐美大廠的營養補劑販賣至全球各地，因此有第三方認證機構的品質檢查，以及各國的研究者和健身者的把關，在安全性上獲得相當大的保證。

只不過，他國廠商的高蛋白粉是配合外國人的味覺製造而成，有可能不合日本人的口味。他國製的高蛋白粉，往往像他們的零食一樣，甜度過高，筆者也曾踩到過好幾次地雷。在這一點上，日本製的高蛋白粉甜度適中，較符合日本人的味蕾，一開始先從日本製的高蛋白粉下手也不錯。

乳清蛋白的種類與挑選方式

進一步分析的話，乳清蛋白依製程差異，可分成以下三類：濃縮乳清蛋白（Whey Protein Concentrate）、分離乳清蛋白（Whey Protein Isolate）、水解乳清蛋白（Whey Protein Hydrolysate）。

品質由低至高的排列為：濃縮乳清蛋白→分離乳清蛋白→水解乳清蛋白，但使用最便宜的濃縮乳清蛋白即可。濃縮乳清蛋白只是含有微量的醣類和脂質，比起價格的差距，品質並沒有太大的差異。個人認為，含有些許醣類和脂質，反而更好喝。若不是在進行減醣等嚴格的飲食控制，選擇濃縮乳清蛋白即可。

市售的高蛋白粉，多為濃縮乳清蛋白，以及濃縮乳清蛋白和分離乳清蛋白混合而成的商品，所以購買時若不深究，大多都會買到濃縮乳清蛋白。

你若喝了高蛋白後拉肚子，很可能是商品中的人工甜味劑所造成。之所以產生不停拉稀的狀況，是因為腸腔內的滲透壓上升，造成水分移入大腸腔內，進而引起腹瀉。此時，不妨換成使用其他人工甜味劑的商品，或者少糖、無糖的商品。

綜合維生素與礦物質

目的：補充維生素與礦物質（微量營養素）

攝取時間：早、午、晚餐後

※水溶性維生素容易被排出體外，所以必須分次服用。

參考攝取量：二至三顆（依廠商而有所不同，請自行確認使用方法）

維生素與礦物質（微量營養素），就像自行車的鏈條油，會在體內成為營養素的潤滑劑。

多數的維生素都是在體內被當作輔酶。輔酶是活化酵素的關鍵，而酵素又是促使人體產生化學變化的催化劑。利用營養補劑增加輔酶的數量，有助於活化酵素。具體來說，輔酶包括菸鹼酸、維生素B_1、B_2、B_{12}。

礦物質也是重要的營養素。礦物質無法在體內形成，只能透過飲食攝取，所以很容易缺乏。正如前述，鋅和氯化鎂是增肌的重要營養素，但平日的飲食中很難攝取到必需量。根據日本厚生勞動省的標準來看，鋅至少需要攝取到十毫克，但日本一般的飲食中，只能攝取到一半左右。氯化鎂也只能攝取到標準的一半。

如果身體缺鋅，就會使睪固酮、成長激素、胰島素的分泌降低，這些都是對重訓來說十分重要的激素。身體缺氯化鎂，則是會對肌肉合成、肌肉收縮造成影響。因此，利用營養補劑攝取不足的綜合維生素與礦物質，能提高重訓的效果。

不過，有報告指出，有吸菸習慣的男性，若長期攝取高用量的維生素B（維生素B_6、B_{12}），罹患肺癌的風險會提高至百分之三十至四十，所以有吸菸習慣的人在攝取綜合維生素前，最好先向醫師諮詢。

一水肌酸

目的：補充肌酸、（提升肌力、提升肌耐力）
攝取時間：任何時間、訓練後（與高蛋白同時攝取）
參考攝取量：一天三至五公克

肌酸是增肌的必需營養素，價格便宜，人類服用的歷史也很長。其科學證據的可信度，也是所有營養補劑中最高的。

肌衛星細胞（Myosatellite Cell）具有增加肌肉的作用，而肌酸能增加肌衛星細胞，讓訓練時能使用的重量，提高百分之五至十左右。因此許多健身者和運動員，都將肌酸當成平日不可或缺的營養補劑。筆者當然也有在使用。

肌酸之所以受到廣泛使用，是起因於一九九二年的西班牙巴塞隆納奧運。當時一名英國選手在田徑百米賽跑中獲得冠軍，而他攝取肌酸的習慣傳開後，所有運動員都開始競相使用肌酸。

肌酸已被證實的效果包括，提高肌耐力（重訓總負荷）、增加除脂體重，以及提升認知功能。此外，肌酸也有助於運動表現的提升。健身者在服用後能確切感覺到效果的營養補劑不多，而肌酸就是其中之一。

有些人認為「重訓初學者不需要使用肌酸」，但若一週上健身房好幾次的話，就有可能造成體內缺乏肌酸。肌酸不只是用來提升運動表現而已，也是平日很好的輔助營養素。

腺苷三磷酸（Adenosine Triphosphate）是人體內製造能量，最終最直接的來源。腺苷三磷酸是由肌酸（磷肌酸）、醣類（葡萄糖）和脂肪（脂肪酸）三種營養素所製成。

重訓這類爆發性的運動，會大量消耗肌酸和醣類。不同於醣類，肌酸很難從飲食中攝取，所以體內的肌酸經常被用罄。筆者在一開始從事重訓時，沒有使用肌酸的習慣，但隨著訓練內容愈來愈吃力，就自然會需要補充肌酸。

若是從事吃重的訓練，據說體重七十公斤的人，一天需要攝取五公克的肌酸，要在平日飲食中攝取到這個分量的肌酸，即使是富含肌酸的牛肉，也得吃到一公斤才足夠，因此光靠真食物補充肌酸，是不切實際的做法。

肌酸營養補劑的種類繁多，使用最基本款的一水肌酸（Monohydrate Creatine，又稱水合型肌酸）即可。因為一水肌酸的效果，已有許多值得信賴的科學證據佐證。多數健身者都是使用一水肌酸。

雖然攝取的時間點沒有限制，但建議在訓練結束後，攝取高蛋白時，加入三至五公克的肌酸。因為這個時間點，胰島素（幫助肌肉吸收養分的激素）正在大量分泌，能促進肌酸的吸收。

第5章

費雪曼式身心狀態理論

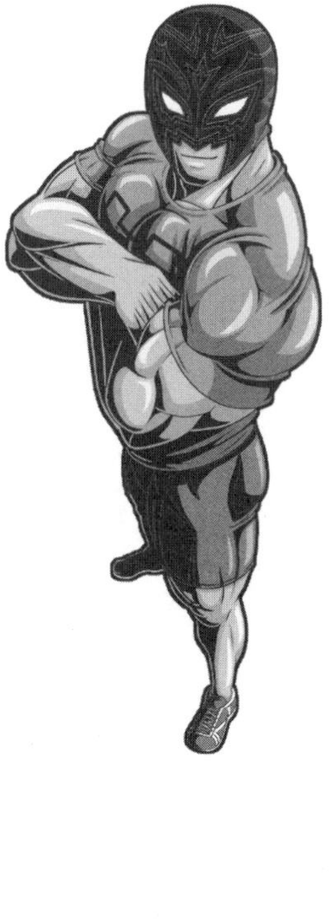

1

如何提高內在動機，產生持續力

身心狀態理論1

重訓不中途而廢的動機心理學

最後要介紹的是，如何讓自己快樂地享受重訓並持之以恆的訣竅。這裡介紹的，都是筆者實際嘗試過，且覺得有效的方法。其中若看到不錯的技巧，不妨立刻加以實踐。

若是正要開始從事重訓的人，希望你一定要為自己找出「從事重訓的目的和意義」，可以是「想讓自己的體格變man」「想要常保健康」「想讓身心都變年輕」等等，沒有限制。正如第一章所述，從事重訓，好處多多。無論如何，請找出一個讓你自己打從心底覺得有意義的動機，這將成為你持續重訓的根本動力。

任何人都能輕鬆地踏出重訓的第一步，但能持之以恆的人就不多了。**踏出第一步與持之以恆，兩者之間有著天壤之別**。筆者也有一些朋友，受到重訓熱潮的影響，而成為健身房會員，並開始從事重訓，但他們都無法持續下去，一轉眼就解除健身房的會員資格了。當我問他們「為什麼開始上健身房」時，他們都異口同聲地回答「沒有為什麼」。大家都是抱著「姑且試試」的心態開始上健身房，沒有什麼目的，也不知道正確的重訓方法，所以無法持續。

一件事若沒有任何意義，是絕對持續不下去的。請試著回想一下，你自己多年持續的行為——上班、打掃房間、刷牙、泡澡——任何行為都好，你一定都是打從心底了解這個行為的意義與必要性。不是別人叫你去做你才去做的，而你自己有一個心服口服的理由，否則就無法持續。

因為練重訓本身很有趣；因為想透過增肌變得年輕又健康；因為想讓自己充滿自信；因為想延長健康餘命（譯註：指一個人死亡前扣除不健康、無法自由行動的年歲後的壽命），提高生活品質；因為考慮到今後的照護環境將面臨到的困境，而覺得「肌肉儲蓄」很重要……練重訓的理由比比皆是。

最好不要追求一個會讓你一頭熱地栽入重訓的動機，這樣的動機反而會在持續的道路上形成阻礙。如果重訓是練個三天就能結束的活動那還好，偏偏重訓是得持續到下個月、下下個月、一年後……才能獲得成果的活動。就像我們不需要經過加油打氣，便能刷牙或洗澡，練重訓也是，把它當成一個想到時能自然而然地從事的活動即可。

需要強烈動機才能從事重訓的人，往往是因為把重訓和痛苦，畫上了等號。本書中曾多次提到，重訓不需要「挑戰精神極限」。重訓不是軍隊訓練，也不必練到上氣不接下氣，才能使肌肉發達。讓肌肉成長，既不需要把自己逼到極限，也不需要練到肌肉痠痛或破壞肌纖維。

筆者認為，重訓本是一項「讓自己暢快揮汗的娛樂活動」。真正需要把重訓當成「既痛苦又難受的活動」的是，目標遠大，例如想要「在健美大賽中奪冠」的人，或想練成岩石型肌肉體型的人，因為他們必須突破自己的基因極限。初學到中階的人，請在不勉強的範圍裡，以愉快的心情持續從事重訓。

別害怕健身房或自由重量訓練區

可能有很多初學者，雖然想上健身房，但因為沒有經驗，而感到擔心、不安。你可能會想說「我不熟悉有什麼規矩」「肌肉男很可怕」「我怕被人盯著打量」等等，這種心情筆者也完全了解。但請放心，**只要去過健身房就會知道，事前自己想像出的不安，大半都是杞人憂天**。連金牌健身中心（Gold's Gym）這種充斥著岩石型肌肉男的健身房裡，都能看到許多高齡者和看似運動經驗不多的女性在揮汗運動。所以，你也可以大大方方地走進健身房，開始從事重訓，不必對周遭有所顧慮。

開始上健身房後就會知道，在一般健身房裡的肌肉男，百分之九十八都是有禮貌、守規矩的人，工作人員也受過職場教育，態度客氣友善。每個人都是從重訓初學者開始的，因此很少有人會瞧不起初學者。

即使如此，有些人可能還是會在意周遭、在意他人視線。但正在從事訓練的人，不像你想的那樣，有心思去關注他人。大家都想專注在自己的訓練上。當然還是會有一些沒有專注力的人，老是在觀望四周，也有些專程來健身房裡玩手機的人，對於這類人只要嗤之以鼻就行了。

另外，對於肌肉男一邊訓練，一邊發出「哼哼哼」的聲音，有些人可能會覺得有點嚇人，但這不是他們缺德故意發出噪音，或故意嚇唬人。這單純是因為他們正在舉非常重的負重物，而不得不發出呻吟。

在健身房裡唯一不能做的事，就是「妨礙他人的訓練」，這是嚴重的違規行為。比方說，長時間邊玩手機邊霸占同一處，超出正常訓練的時間；在尖峰時間，幾個朋友不停互相交換機械器材，讓別人無法使用；使用完機械器材後，留下濕濕黏黏的汗水不擦拭；用完啞鈴後不物歸原位等等，這些才是真的會引發抱怨和不滿的違規行為。

解開對健身房整體的恐懼後，接下來會面對的大概就是，對自由重量訓練區（進行啞鈴、槓鈴等訓練的場所）的恐懼。這裡是健身房中最多肌肉男集結的地方。機械器材區裡有很多初學者，讓人比較放心，但自由重量訓練區則彷彿是肌肉男的聖地，令初學者難以靠近。

可是，自由重量訓練區對初學者也是敞開大門的。只要大大方方地走進去訓練即可。只要踏入過這個區域，你應該就會發現，其實沒什麼了不起的，進而理解過去的恐懼只是來自於不曾經歷而已。

因為談到了擔心與不安，所以筆者也乘機提一下，其實重訓也能解決這類問題。任何人應該都有過運動後心情變好的經驗，這跟血清素的分泌有關。因為透過運動活動肢體，會提高血清素的分泌，而血清素是能為人帶來幹勁和安心感的腦神經傳導物。

此外，也有研究報告指出，運動的效果可以媲美抗憂鬱藥物。醫生對於有憂鬱傾向的人，都會建議他們從事定期性的重訓和有氧運動。運動能化解不安、降低壓力。光是這一點，就讓從事重訓又多了一項意義。

當我們在拚命從事高重量的仰臥推舉時，根本就沒有餘力去思考工作或人生上的沉重問題。因為在從事運動的瞬間，運動就會成為這個世界的一切。感到不安焦慮時，不妨上健身房流流汗。重訓也能為我們解決這類心情上的問題。這也是我想在日本推廣重訓和健身的原因之一。

讚美自己以提高內在動機

腦內激素（腦神經傳導物）多巴胺，大大左右著我們人的內在動機。多巴胺的效果包括帶來快感和幸福感、提高企圖心、調節運動行為。多巴胺是內在動機的本源，從這一點來看，我們幾乎可以說「人活著就是為了分泌多巴胺」。

順帶一提，造成毒癮、酒癮的原因也是多巴胺。美國國家藥物濫用研究所（National Institute on Drug Abuse）的報告指出，人體釋放多巴胺的數值，如果以平時為一百的話，進食能達到一百五十，吸食尼古丁達到兩百二十，使用藥物則達到兩千。可見多巴胺深深影響著我們的內在動機。

科學報告指出，「接受讚美能讓人更快將運動學習上手」，讚美與重訓的進步有著密切的關係。如果擁有可以互相讚美的對象，像是朋友或教練，當然再好不過，如果沒有的話，自己讚美自己也是有效的。

這個方法乍聽之下乏善可陳，其實效果卓越。「我愈練愈上手了，我真強！」「我可以！」即使是自己這樣想，也能使大腦釋放多巴胺，提高內在動機，讓你變得更積極。不只是重訓，不管任何方面，內在動機強的人往往都有自我讚美的習慣。尤其是體育選手，他們必須一邊承受著巨大壓力，一邊進行吃重而嚴苛的訓練，因此很多人都會自己給予自己讚美。

另外，讚美「過程」也有很好的效果。史丹佛大學的卡蘿・杜維克（Carol Dweck）做過一項研究，她用兩種不同模式，稱讚完成任務後的孩子們。A組是對孩子說「好棒的分數，你真聰明」，讚美的是他們的能力；B組是說「好棒的分數，你真的很努力」，讚美的是他們的努力過程。

結果，過了一段時間，A組的孩子因為恐懼失敗，而拒絕挑戰新任務，不敢繼續付出努力。反之，B組的孩子則是對付出努力感到喜悅，而願意進一步挑戰更困難的任務。令他們感到快樂的不是結果，而是努力的過程與持續的行為。

換言之，有效的做法是「讚美行動，而非成果」。以重訓而言，你可以說「我今天拚命完成了重訓，真了不起」或「持續做重訓已經滿一個月了，我超強的」，像這樣刻意自誇，有助於提高你的內在動機。

一天用五到十分鐘的冥想減輕壓力

前面已經解釋過，壓力是增肌的大敵。有個有效的方法，一天只要五到十分鐘，就能幫助我們減輕壓力，那就是**冥想（正念療法）**。或許你會覺得這是身心靈和宗教才會幹的事，但其效果在科學上也是被證實的。

除了減輕壓力外，冥想還被證實具有安定精神、提升專注力和記憶力等各種功效。這是因為冥想能活化背外側前額葉皮質（Dorsolateral Prefrontal Cortex），此處負責決策與自我控制，有「腦中之腦」之稱。卡內基・梅隆大學（Carnegie Mellon University）的研究發現，受試者集中進行冥想三天後，在接下來的兩週之內，背外側前額葉皮質的活動量約增加了三倍之多。

冥想最初是從麻省理工學院的心理學家喬・卡巴金（Jon Kabat-Zinn）所開發的「正念減壓療法」而來，這是一項為慢性疼痛患者，以及精神壓力大的患者所設計的治療課程。

從一九八〇年代至今，已有高達一萬九千人次，接受過這項療法。如今，因其效果出眾，使得Google、蘋果、臉書等世界級企業，都將冥想納入公司的培訓課程。在美國，正念療法的相關市場，規模已達四兆日圓。在日本，冥想也與瑜伽等活動結合，愈來愈多人在生活中實踐冥想。

冥想中最普遍使用的是，專注於呼吸的冥想方式。

①坐在椅子上或盤坐在地，將背打直，閉上眼睛。

②以一分鐘四到六次的速度，慢慢地吸氣、吐氣。

③此時，將意識放在呼吸時的氣流上。

具體來說，從鼻子慢慢吸氣，膨脹腹部，再從鼻子慢慢呼氣，將意識聚焦在這一連串的空氣流動上。

④一分心或一出現雜念，就再次將意識拉回到呼吸上。

比方說，當腦中浮現午餐或某個人的瞬間，就將意識拉回到呼吸上。

一天只須做五到十分鐘。實踐的時間，以早晨最為理想，但也可以挑自己有空的時候做。一開始應該很容易分心，但這是正常的。初期階段的主要任務，就是反覆進行「分心↓將意識拉回呼吸↓分心↓將意識拉回呼吸」的過程。只要反覆練習，就會慢慢學會如何有效地消除雜念。

冥想不是做一次就能產生極大的效果，而是要天天練習，效果才會逐漸提升。前述的正念減壓療法，也是一項為期八週的療程。

順帶一提，筆者是在冥想和正念法還未普及的國中時期，就開始實踐自創的冥想法。我的做法是，在浴室裡，閉上眼睛，用蓮蓬頭自頭上灑水下來，並將意識專注於緩慢的呼吸上。

當時，身為國中生的我，為了排解巨大的壓力，最後自然而然地發展出這套自創的冥想法。而我也拜冥想所賜，才沒有被青春期特有的精神不穩定狀態擊垮，並且在學業成績上得到大幅的進步。

壓力大、煩心事多而沒有空上健身房，或者情緒低落、提不起勁練重訓時，不妨利用一週左右的時間進行冥想，你的意識一定會有所改變的。

2

用高品質的睡眠提高重訓效率

身心狀態理論5

三種提高睡眠品質、消除疲勞的方法

睡眠是人類不可或缺的行為，睡眠不足會對肌肉的成長帶來莫大的傷害。正如第一章所述，光是睡眠時間過少，就會造成睪固酮值低下、胰島素敏感性低下等等，進而影響到肌肉合成。不僅如此，還會產生許多重大的弊病，包括腦內有害蛋白質β澱粉樣蛋白（Amyloid Beta）增加、記憶力與專注力下降、運動表現低落、體脂肪增加等等。

保有充足的睡眠時間，也是重訓的一環。雖說如此，要在工作、家事不減的情況下，改變自己的生活形態，增加睡眠時間，談何容易。因此，這裡筆者要來解釋造成睡眠品質下降的主要因素，並介紹提高睡眠品質的方法。

①阻隔智慧手機的藍光

負責打開睡眠開關的是，腦部分泌的神經激素「褪黑激素」。人之所以日落後，會漸漸感到睡意，就是褪黑激素所造成。

然而，「藍光」會在該入睡的時間，阻礙褪黑激素的生成，造成生活作息混亂。除了日光以外，在智慧手機、電腦、電視所發出的光線中，都含有藍光。當我們接收到與日光中相同的藍光照射，大腦會誤以為仍是白天，而阻礙褪黑激素生成，使人體導入睡眠的機制無法運作。

因此，若想要將重訓的效果提升至最大值，就必須減少在夜間使用電視、手機或電腦。即使知道有害，還是想使用的話，也可以使用濾藍光功能的智慧手機，或戴濾藍光眼鏡。筆者也有刻意在減少夜間的藍光照射，效果十分顯著。

②就寢前六小時避免攝取咖啡因

咖啡因具有興奮效果，會妨礙睡眠，應該是眾所周知的事，但它的副作用不僅止於此。咖啡因還會降低睡眠品質。研究顯示，睡前六小時內攝取咖啡因，會引發睡眠障礙。

睡眠障礙同樣會在咖啡因中毒的人，也就是對咖啡因的作用（妨礙腦中的腺苷受體〔Adenosine Receptors〕的運作）產生抗藥性的人身上發生。或許有些人在就寢前攝取咖啡因，也能正常入睡，但或多或少還是造成淺眠。

許多健身者會在訓練前，使用「鍛鍊前營養補劑」（Pre-Workout Supplement）來提升運動表現。這類營養補劑中，含有大量的咖啡因，它是藉由咖啡因的興奮效果來提升訓練時的運動表現。此時，若是在夜間從事訓練，那麼隨後的睡眠品質就會下降，因此加總起來，帶給肌肉的效果，我認為是減分的。夜間最好避免使用鍛鍊前營養補劑。

③在睡前一至二小時洗澡以提高體溫

悶熱的夏天比寒冷的冬天難以入睡。這是體溫與睡眠相互連動的證據，證明「核心體溫」下降會深刻地影響到睡眠。

核心體溫是指直腸等身體內部的溫度，從早晨到傍晚呈上升趨勢，入夜到隔天早晨則呈下降趨勢。換言之，核心體溫下降時，人會慢慢出現睡意，因此創造出核心體溫在睡前下降的環境，能讓我們一夜好眠。

史丹佛大學醫學院精神科教授西野精治曾撰寫過《最高睡眠法》（悅知文化）一書，他指出核心體溫下降的性質，比上升的性質強，因此「睡前暫時將核心體溫拉高一次」反而有助睡眠。約在就寢九十分鐘前洗澡，提高核心體溫，就能使核心體溫在上床後逐漸下降，而更容易入眠。

西野教授還指出，手腳散熱能讓核心體溫下降，因此就寢時最好不要穿襪子。此外，體溫也會受到室溫影響，所以讓室內保持適度的涼爽，有助於降低核心體溫，得到好品質的睡眠。

身心狀態理論6

快速入睡的終極技巧

有一項終極的睡眠技巧，可用於大腦異常清醒、怎麼也睡不著的時候，那就是加拿大西門菲莎大學（Simon Fraser University）的認知科學家盧克・博杜安（Luc Beaudoin）所研發的「**認知轉換法**」（The Cognitive Shuffle）。這個方法筆者每用必睡。

認知轉換法有點類似數羊這個眾所皆知的方法（但這是無效的）。上床後，先想一個簡單的詞彙，比方說，fish（魚）這個英文單字，接著以這個單字的四個字母f、i、s、h為首字母，試著想出自己能想到的所有單字。例如「f」有「face（臉）、fast（快速）、farm（農場）」像這樣盡量聯想。當自己已經想不出其他f開頭的單字時，就進入到第個二個字母「i」，開始聯想i開頭的單字。

不過，有一個規則須要遵守，那就是連續想出的單字，不能有任何關聯性。這正是認知轉換法的關鍵所在。如果聯想到的是有關聯性的「family（家人）、face（臉）、fashion（時裝）」，就有可能串連成一個有意義的故事，例如「和家人吃海鮮時，他們臉上的表情好開心，衣著上則是如何如何的打扮」，於是這個方法就會失效。

你也許會覺得「這樣哪能睡得著」，但不可思議的是，這真的能令人以驚人的速度迅速入睡。筆者通常想到第三個詞時，就已經在夢周公了。

這個方法背後的機制是，讓大腦皮質（神經細胞遍布在大腦表面的薄層）的活動停止。對動物而言，睡眠行為具有遭獵食者攻擊的危險性，因此大腦皮質捕捉周圍資訊、確定環境安全後才能入睡的功能，在人類進化過程中變得十分發達。這時，透過聯想毫無脈絡的單字，使大腦皮質的活動停止，就能進入睡眠。

也可以用日文來進行認知轉換法，比方說。從「きんとれ」（重訓）這個詞彙開始的話，可以聯想像是「きつね（狐狸）、きょうと（京都）、きてき（汽笛）」這些無關聯性的詞彙。

千萬不要聯想成「きんにく（肌肉）、きょうしつ（教室）、きょうきん（胸肌）」，因為這樣一來，詞彙就能串聯成「在肌肉訓練的教室裡鍛鍊胸肌」的故事。

3 不要成為迷失目標的「重訓教徒」

身心狀態理論7

預防「肌肉中毒」的評量表

應該很少有重訓指導者，會告訴別人重訓有什麼缺點，但在本書最後筆者特別介紹一項缺點，那就是「**肌肉中毒**」（Bigorexia）。

「肌肉中毒」千萬不容小覷，這是一種實實在在的心理疾病，病名為「肌肉上癮症」（Muscle Dysmorphia／Bigorexia）。最糟的情況，會因罹患憂鬱症而招來死亡。

肌肉中毒可以比喻成，常見於女性的厭食症的肌肉版本。肌肉中毒的人會不斷比較他人和自己的身體，陷入「自己的肌肉比較小」「自己的肌肉沒有別人多」的強烈不安與偏執中，多數的人都會因此罹患憂鬱症。

一般認為，女性是陷入「體重愈輕愈好」的想法，而罹患厭食症，相對地，男性則是因為「肌肉愈大愈好」的想法，而陷入肌肉中毒（肌肉上癮症）。今時今日，因健美選手、使用類固醇的健身者，在媒體與社群網站上的曝光度大增，使得全球受到肌肉中毒症狀折磨的人不在少數。

據說，英國有上健身房習慣的年輕男性中，每十人就有一人有肌肉中毒的症狀，這個現象在廣告大肆宣傳著「男人有大的肌肉才好看」的區域特別顯著，尤其是歐美。這些國家中，罹患肌肉中毒的年輕人，因使用類固醇等藥物而死亡的案例層出不窮，儼然已成為一項社會問題。

據醫療體系的人所言，日本近年來，因增肌藥物的副作用，而被救護車送進醫院的案例也在增加，有一部分人甚至因而喪命。今後，「肌肉愈大愈帥」的觀念，恐怕也會逐漸在日本蔓延開來。在健身人口增加的同時，肌肉中毒者想必也會跟著增加。這樣的人生無法因重訓得到拯救，反而是被重訓支配控制。尤其是容易受到社群網站及媒體影響的不到三十歲的年輕人，一定要特別注意。

也許你會覺得這件事與你無關，但正在閱讀本書的你，也絕對有可能陷入肌肉中毒的。當然，將增肌當成純粹的樂趣的話，是沒有問題的。筆者想在這裡表達的是，不要讓增肌變成一種偏執。寫下這些，是希望讀者不要為重訓所苦，不要因為重訓甚至失去了寶貴的性命。

肌肉中毒的評量表

此處介紹的是，美國成癮中心（American Addiction Centers）所公布的「肌肉中毒的自我評量表」。下列問題中答案愈多「是」的人，愈要留意。

①明明受傷了，仍要練重訓。
②每天練重訓的時間達到一小時以上。
③每天都會練一次重訓。
④一天中大半的時間，都在思考關於重訓和肌肉大小的事。
⑤為了增肌，而影響到朋友間的人際關係或工作。

⑥無法練重訓的那天，會感到悶悶不樂。
⑦雖然別人都說不是，但還是覺得自己的肌肉很小。
⑧每天都會測量自己的肌肉大小，並在鏡子前確認。
⑨自認肌肉太小的身體部位，會試圖遮掩。
⑩會和雜誌、網路上的人比較肌肉大小，並確信自己的肌肉真的很小。

大部分的肌肉中毒者，都覺得自己的狀態、想法、心理衛生毫無問題。要察覺自己已經生病了，是很困難的。有偏執的增肌想法的人，會在精神上感到折磨，他們時時刻刻都在想著「如果做了這件事造成肌肉分解的話就慘了」「做了那件事好像能讓肌肉增加」，大腦一整天都被肌肉占據。

肌肉並非愈大愈好。健美選手、健體選手另當別論，一般人以肌肉的大小來斷定一個人優劣，是大錯特錯的想法。因此，筆者也絕不會瞧不起肌肉比自己小的人。

將重訓當成終生志業，讓生活更豐富多姿，當然是件好事，但若練成了岩石型肌肉男，還要持續不斷地增加肌肉的話，就無法說是一件好事了。重訓的確需要持之以恆，但還要能樂在其中。

其實第一章就已提過，肌肉能增加到什麼程度，跟先天的基因有很大的關係，過了某個程度，就不是個人努力所能改變的了。所以，比較別人和自己的肌肉量，是沒有意義的。當然正如本書所述，將肌肉增加至某個程度，確實很重要，但不該將對外貌的追求當成一切。

筆者希望所有從事重訓的人，都能獲得幸福。撰寫這本書的起心動念也在於此。若能將這樣的心情傳達給讀者，將是我至高無上的喜悅。

若對筆者的重訓研究，有更進一步的興趣，歡迎在推特上搜尋「フィッシャーマン」（@muscle_fish），來我的時間線（TimeLine）上跟我互動。我會持續貼出有益於內在動機與重訓的相關貼文，相信也會對你的重訓生活有所幫助。

本書最後，筆者要祝你擁有一個充實的重訓人生。

延伸閱讀

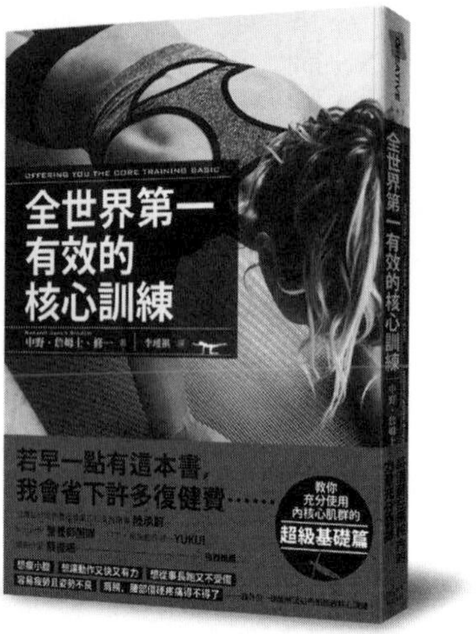

《全世界第一有效的核心練習》

中野・詹姆士・修◎著
李瑷祺◎譯

若早一點有這本書，我會省下許多復健費。核心訓練是強化身體預防受傷、提升競賽能力的重要工具。

__ 台灣首位完賽聖母峰馬拉松女性跑者《越跑越勇敢》作者 **陸承蔚**

拚命練習「棒式」「鳥狗式」並不是正確的核心訓練；
一味想要瘦，但沒有掌握技巧，就算天天練也不會達到任何效果；
中野教練提出最基礎的訓練課，教你從最基本的「呼吸」開始，只要懂正確「呼吸」，就能自然形成束緊腹部的天然屏障；
提高身體的耐震能力，就可以事半功倍改變自己的身體，
你的核心訓練就成為全世界第一有效的核心訓練。

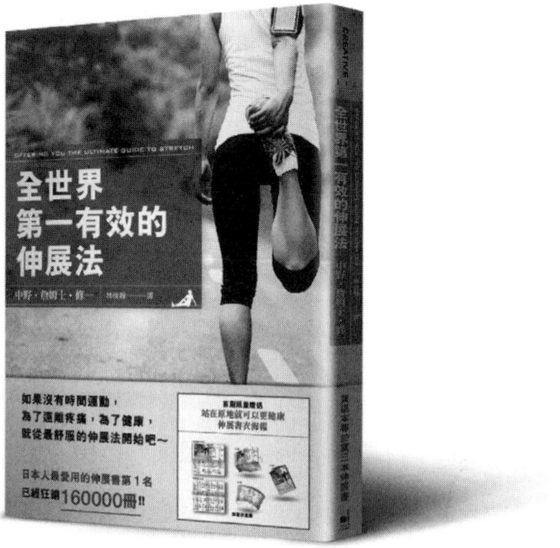

《全世界第一有效的伸展法》

中野・詹姆士・修◎著
林佳翰◎譯

日本人最愛用的伸展書第 1 名　狂銷 160000 冊以上

你以為自己不需要做伸展操？但是 ......
長時間坐在電腦桌前養成駝背習慣？腰痛、肩膀痛、膝蓋痛，越來越懶得活動身體？血液循環很差，就算穿很多還是手腳冰冷？再這樣下去，不但肌肉減少且力量會變小，未來可能無法靠自己的腳走路！
別再輕忽身體僵硬的症狀，馬上開始做「全世界第一有效的伸展法」！
25 年指導經驗 · 體格專家中野教練，結合運動醫學、生理學、解剖學
試驗出 36 套從脖子到腳的最有效伸展法，
消除僵硬、甩開疼痛，精準伸展到全身 600 塊肌肉！

同時推薦

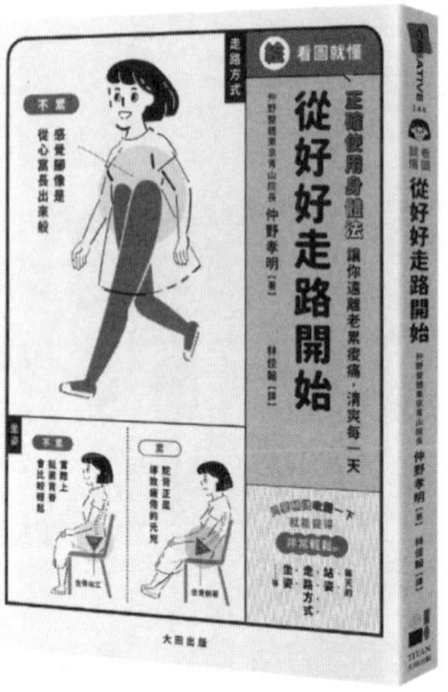

《看圖就懂！從好好走路開始：正確使用身體法，
讓你遠離老累痠痛，清爽每一天》

仲野孝明◎著
林佳翰◎譯

改變姿勢，人生就改變
送給疲倦程度衝頂的你，24 小時關照每個人的身體姿勢書

健身作家暨體適能講師 筋肉媽媽／暢銷作家專業瑜伽老師 蔡佩茹　真心推薦
日本亞馬遜五顆星★★★★★滿分推薦

仲野整體的第四代傳人，仲野孝明院長治療過從零歲到一０八歲的患者，
他只告訴你——
一個原則：只要按照人體本來的構造使用身體。
一個目標：從「心窩」開始走，坐，站。
本書從站姿、坐姿、走路、呼吸、拿東西等等的姿勢，圖解正確與錯誤的姿勢，讓讀者透過每一張圖解，快速掌握自己的姿勢究竟哪裡發生問題？進而可以用最快的方式矯正，達到「姿勢改變 人生就改變」的清爽每一天。

同時推薦

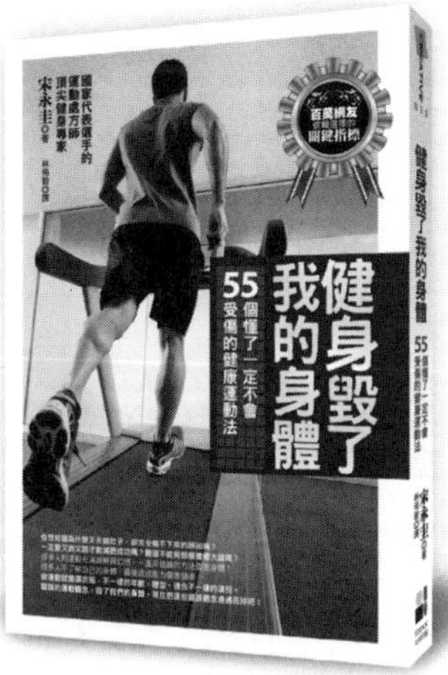

◆全新封面改版◆
8月隆重推出

《健身毀了我的身體：55個懂了一定不會受傷的健康運動法》

宋永圭◎著
林侑毅◎譯

國家代表選手的運動處方師
頂尖健身專家——宋永圭
百萬網友信賴選擇的關鍵指標

你想知道為什麼天天餓肚子，卻完全瘦不下來的原因嗎？
一定要又跑又跳才能減肥成功嗎？難道不能局部瘦腰瘦大腿嗎？
很多人對運動充滿誤解與幻想，一直用錯誤的方法傷害身體！
很多人不了解自己的身體，最後造成壓力傷害健康！
做運動就像選衣服，不一樣的年齡、體型，適合不一樣的項目。
錯誤的運動觀念，毀了我們的身體，現在把這些錯誤觀念通通丟掉吧！

本書由專業的健身教練告訴你，唯有把錯誤觀念通通丟掉，才不會毀了你的身體！
55個最基本的運動真相，讓你提升自我健康，找到活力的正確運動法。

Creative 177

重訓前的肌肉常識：費雪曼式高效能核心，寫給健身小白的第一本運動筆記

作　　者｜費雪曼（Fisherman）
譯　　者｜李瑷祺
出　版　者｜大田出版有限公司
台北市一〇四四五中山北路二段二十六巷二號二樓
E-mail｜titan@morningstar.com.tw http://www.titan3.com.tw
編輯部專線｜（02）2562-1383 傳真：（02）2581-8761
總　編　輯｜莊培園
副總編輯｜蔡鳳儀
行政編輯｜鄭鈺澐
校　　對｜金文蕙／李瑷祺／黃素芬
初　　刷｜二〇二二年七月一日 定價：三八〇元
網路書店｜http://www.morningstar.com.tw（晨星網路書店）
TEL：（04）23595819 FAX：（04）23595493
購書Email｜service@morningstar.com.tw
郵政劃撥｜15060393（知己圖書股份有限公司）
印　　刷｜上好印刷股份有限公司
國際書碼｜978-986-179-738-0 CIP：411.711/111005861

填回函雙重禮
①立即送購書優惠券
②抽獎小禮物

國家圖書館出版品預行編目資料

重訓前的肌肉常識／費雪曼（Fisherman）著；李瑷祺譯．——初版——台北市：大田，2022.07
面；公分．——（Creative 177）
ISBN 978-986-179-738-0（平裝）
411.711　　111005861